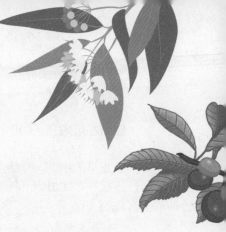

故事里的中药

徐鸿华　徐险峰　主编

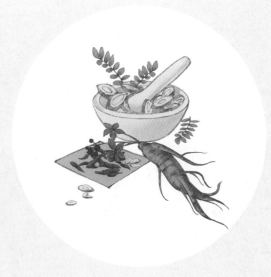

SPM 南方出版传媒

广东科技出版社 | 全国优秀出版社

·广州·

图书在版编目（CIP）数据

故事里的中药 / 徐鸿华，徐险峰主编. —广州：广东
科技出版社，2021.4（2024.6重印）
ISBN 978-7-5359-7626-0

Ⅰ.①故⋯ Ⅱ.①徐⋯②徐⋯ Ⅲ.①中草药－图谱
Ⅳ.①R282-64

中国版本图书馆CIP数据核字（2021）第058834号

故事里的中药

Gushili de Zhongyao

出 版 人：朱文清
责任编辑：曾永琳　郭芷莹　汤景清
装帧设计：友间文化
责任校对：杨崚松
责任印制：彭海波
出版发行：广东科技出版社
　　　　　（广州市环市东路水荫路11号　邮政编码：510075）
销售热线：020-37607413
https://www.gdstp.com.cn
E-mail：gdkjbw@nfcb.com.cn
经　　销：广东新华发行集团股份有限公司
印　　刷：广州市彩源印刷有限公司
　　　　　（广州市黄埔区百合三路8号　邮政编码：510700）
规　　格：787mm×1092mm　1/16　印张12　字数240千
版　　次：2021年4月第1版
　　　　　2024年6月第2次印刷
定　　价：58.00元

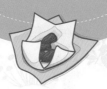

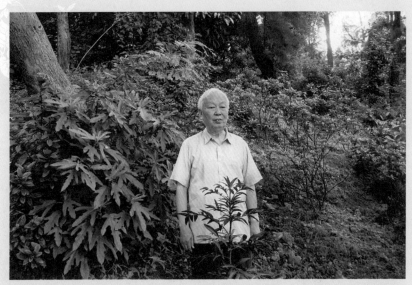

徐鸿华

徐鸿华 广州中医药大学首席教授，国家二级教授，博士研究生导师。

徐教授曾兼任中国药材GAP研究促进会理事，中国林学会经济林学会理事，中国生态学会中药资源生态专业委员会委员，广东省生态学会理事，中国药学会广东省药学分会理事，广东省中药学会理事，国家自然科学基金项目评审专家，国家科技部生命科学技术发展中心评审专家，国家卫生部中国医药卫生科技成果鉴定评审专家，国家中医药管理局科技评审专家，中华医学会中华医学科技奖和中华医学青年奖评审委员会委员，广东省科技厅广东省中药现代化重大科技专项专家组成员，广东省高等学校教师高级专业技术资格评审委员会评委，广东省医药行业协会技术顾问、专家委员会成员等。

大学毕业后徐教授致力于植物栽培、中药资源的教学与研究，先后为本科生、研究生编写和讲授《药用植物栽培学》《中药资源学》《中药学专论》等课程，多年来培养硕士研究生7名，博士研究生11名。曾荣获广东省高等教育局教学优秀奖，全国教育系统关心下一代工作先进个人、广东省"南粤教书育人优秀教师""全国模范教师"等荣誉称号。

徐教授先后主持国家自然科学基金项目、国家"八五""九五""十五""十一五"重大科技攻关专题、广东省自然科学基金项目，广东省社会发展领域重大科技专项等部（省）以上课题15项，并以第一作者发表学术论文60篇，主编学术著作20部，以第一完成人获国家科技进步二等奖（一项子课题）、国家科技进步三等奖（二项子课题）等各级科技成果奖12项。

徐教授曾被评为国家卫生部有突出贡献的中青年专家、国家科技部"中药现代化科技产业基地建设十周年先进个人"，广东省优秀中医药科技工作者，从1991年7月起享受国务院政府特殊津贴。

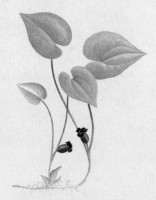

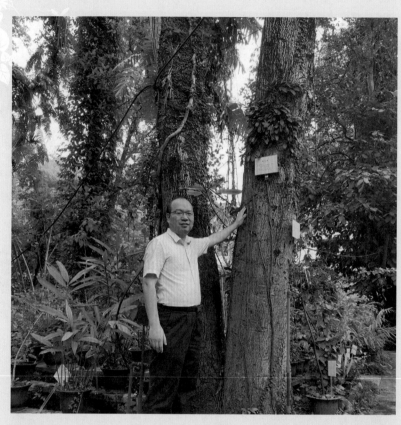

徐险峰

徐险峰　广州中医药大学第一附属医院骨伤中心副主任医师，医学硕士，广东省第二批名中医师承项目学术继承人，师从广东省中医骨伤科学术带头人黄枫教授。他长期致力于中医药事业的传承创新发展，潜心中医学科建设，全身心投入中医医疗、教学工作，主讲大学国家重点学科课程。徐险峰曾被评为广州中医药大学"临床实践教学优秀带教老师"，荣获广州中医药大学第一附属医院"我心目中的优秀临床带教老师""团员岗位工作能手""青年岗位能手""教学能手""科普宣传能手"等荣誉称号。

多年来，徐险峰积极推行中医药科普知识的宣传教育，担任《广州日报》《羊城晚报》《家庭医生》等多家刊物医疗专栏的撰稿人，曾发表《岭南骨伤科应用岭南藤类中药材举隅》等学术论文。此次他主编出版《故事里的中药》一书，主要是为了向公众传递中医药知识，展示中医药文化内涵，推动中医药文化进校园工作的持续开展，增进人们对中医药的了解与认同。

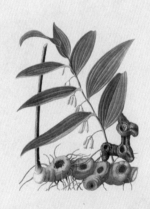

前言

中药作为防病治病的重要武器，对中华民族的繁荣昌盛来说功不可没，也为丰富中国传统文化做了不可磨灭的贡献。

我国中草药资源丰富，使用中草药防治疾病的历史悠久，早在原始社会初期，人类就开始采用中草药治病。很多中草药名的由来、治病的方法和经验，在没有文字的时代，只能口耳相传，或通过想象和虚构，在民间长期流传，不断升华，逐渐形成中草药故事。为了传承中医药知识和发展中医药事业，我们组织了一批长期从事中医药研究和教学、医疗的专家精心编写《故事里的中药》一书。全书采用图文结合的形式介绍中草药的故事、来源，药材性状、性味归经、功能主治。本书既可作为中医药文化进校园的参考教材，也可作为中医药行业从业者及其他中医药爱好者的参考资料。本文所载中草药，应在专职医师指导下使用。

本书是收集有关书籍、报纸、杂志的资料修正、编写而成，在此对原作者表示真挚的谢意。

本书编写过程中虽力求科学严谨，但由于信息量大，书中难免存在不足之处，诚望读者批评指正，以便日后修订，更臻完善。

编者

2020 年 11 月

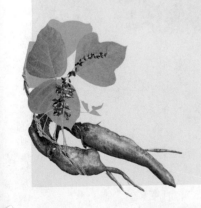

编写说明

　　全书收载近百种中草药，依据全国高等中医药院校教材《中药学》按功效分类的方式排序，各类药排序按植（动）物分类系统科属排列［蕨类植物按秦仁昌（1978）系统，裸子植物按郑万钧（1978）系统，被子植物按哈钦松系统］。每味中草药包括中草药名、中草药故事、来源、药材性状、性味归经、功能主治。请读者在专业医师、药师的指导下谨慎使用。

　　中草药名：即各药物的条目名，主要以《中华人民共和国药典》2020年版及地方中药材标准，如广东省中药材标准等的中药名称为准。

　　来源：包括科名，动物、植物、矿物名，拉丁学名。

　　药材性状：分别介绍不同药材的特点。

　　性味归经：按中药作用于人体所发生的反应性，性概括为寒、热、温、凉、微寒、微热、平7类。味是指酸、咸、甘、苦、辛5种。根据药物的性、味与人体脏腑经络相配，分别归肝经、胆经、三焦经、心包经、肾经、膀胱经、小肠经、心经、脾经、胃经、大肠经、肺经。

　　功能主治：介绍药物的主要功能和用于临床相应的主治病证。

　　本书的每味中草药均配以原植物、动物、矿物彩色图片。图片主要由本书作者拍摄，力求真实反映重点形态特征和生长环境及伴生植物。

编者

2020 年 11 月

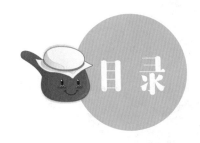

目 录

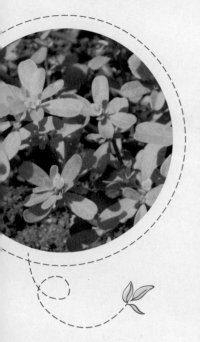
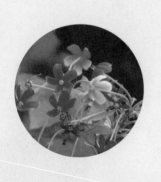

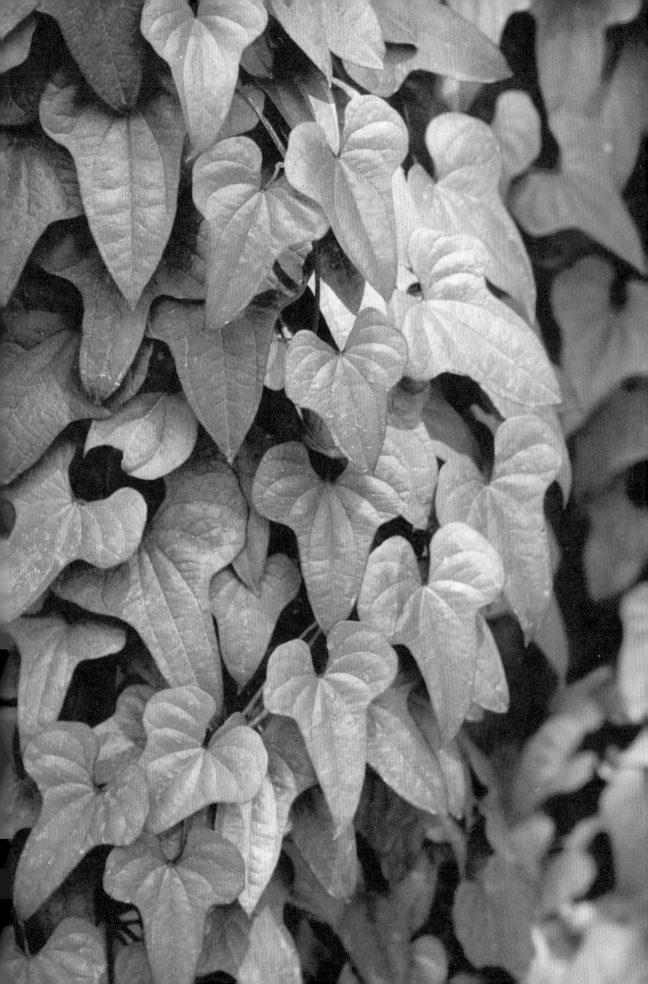

第一章

解 表 药

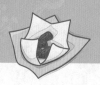

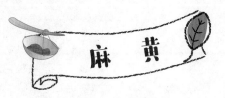

麻 黄

从前有一名年轻人，随师父学医三年之后，掌握了一些知识，渐渐地就骄傲了起来，自以为很了不起了，竟然瞒着师父外出行医。没多久，他在用一种"无叶草"给患者治病的时候出现了严重的失误，家属把他告到县令那里去。县令觉得徒弟学业不精，他的师父怎么能让徒弟独自一人外出行医呢。于是，县令命人把师父找来，质问道："你是怎么教的？让他把人治坏了！"师父了解前因后果之后，回复道："请县令大人息怒，关于'无叶草'，我教过徒弟几句口诀，发汗用茎，止汗用根，一朝弄错，就会死人。"县令问徒弟："患者有汗无汗？"徒弟答道："浑身出虚汗。"问："那你用的什么药？"答："无叶草茎。"县官大怒："简直是胡治！患者已出虚汗还用发汗的药，能不把人治坏了？"说罢，命人打了这个徒弟四十大板，判坐三年大狱。三年后，徒弟出狱了，他诚恳地找到师父认错并从此改掉了骄傲自大的毛病。徒弟觉得这种"无叶草"给他惹过麻烦，从此就把这种草叫"麻烦草"，又因这种草的根是黄色的，人们又把它叫"麻黄"。

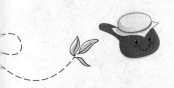

来源

麻黄为麻黄科植物草麻黄*Ephedra sinica* Stapf中麻黄 *Ephedra intermedia* Schrenk et C. A. Mey. 或木贼麻黄 *Ephedra equisetina* Bge. 的干燥草质茎。

药材性状

草麻黄呈细长圆柱形，少分枝；直径1~2毫米。有的带少量棕色木质茎。表面淡绿色至黄绿色，有细纵脊线，触之微有粗糙感。节明显，节间长2~6厘米。节上有膜质鳞叶，长3~4毫米；裂片2（稀3），锐三角形，先端灰白色，反曲，基部联合成筒状，红棕色。体轻，质脆，易折断，断面略呈纤维性，周边绿黄色，髓部红棕色，近圆形。气微香，味涩、微苦。

性味归经

辛、微苦，温。归肺、膀胱经。

功能主治

发汗散寒，宣肺平喘，利水消肿。用于风寒感冒，胸闷喘咳，风水浮肿。

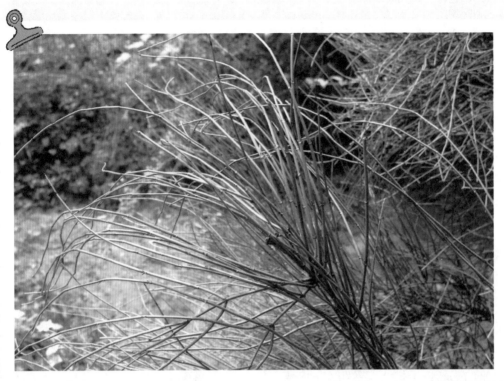

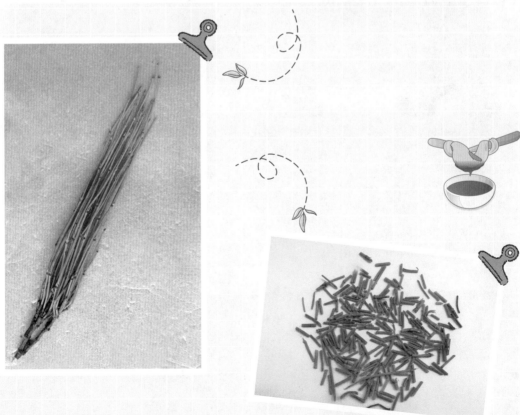

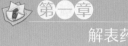

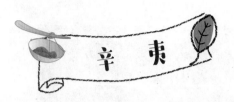
辛　夷

辛亥年间，有位秦举人得了一种很奇怪的疾病，鼻孔流脓流涕，腥臭难闻。他以为妻儿因此都厌恶他，想着不如一死了之算了。正当他外出欲寻短见之时，恰巧被一朋友撞见。听了他的遭遇，朋友深感同情，便劝他外出求医顺便散心消遣。他听了觉得有理，便告别妻儿，骑马上路了。

半年后，他来到一夷人居住的地区，探问得有位夷医说可治此症，令他欣喜万分。夷医从山上采了一种药包回来，让他服用，一连服了半个多月，怪病真的给治愈了。

秦举人对夷医说："这种药真灵。"因此便采回一袋种子带回家种植，以后每逢患这种鼻疾的人，他都热心地用此药给予医治，均获良效。只是当时秦举人因不懂夷人的话语，忘记了此药的药名，心想这是在辛亥年间从夷人那里引来的草药，于是便取名叫作"辛夷"。

来源

辛夷为木兰科植物望春花*Magnolia biondii* Pamp.、玉兰 *Magnolia denudata* Desr. 或武当玉兰 *Magnolia spengeri* Pamp.的干燥花蕾。

药材性状

玉兰长1.5～3厘米，直径1～1.5厘米。基部枝梗较粗壮，皮孔浅棕色，苞片外表面密被灰白色或灰绿色茸毛。花被片9，内外轮回型。

性味归经

辛，温。归肺、胃经。

功能主治

散风寒，通鼻窍。用于风寒头痛，鼻塞流涕，鼻鼽，鼻渊。

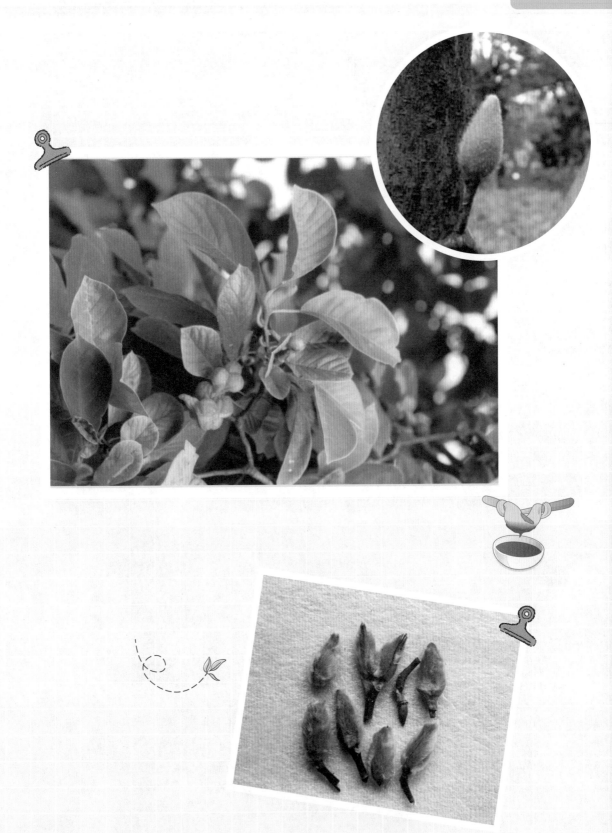

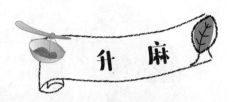

升麻

　　传说，古时有一赵姓人家，父亲出门做生意，母亲在家操持打理，乖巧的女儿青梅则帮别人做事以补贴家用，日子虽清苦，却也和美。哪知后来青梅的母亲得了子宫脱垂病，慢慢地变得不欲饮食，渐至卧床不起，请了当地不少郎中诊治均不见良效。焦急万分的青梅毅然决定贴出告示，广求名医贤人为母亲治病，报答的条件竟是以身相许。父亲得知，感到非常心痛，认为青梅的终身大事绝非儿戏，怎能贸然嫁给不熟悉的男子。任凭父亲如何劝诫，青梅都不为所动，父亲无奈只得含泪同意。

　　有一名采药为生的青年男子看到青梅"救母招亲"的告示后，被青梅的孝心所感动，决定要帮她救治母亲。他听老人们说过有一味叫"竹马"的草药能治疗子宫脱垂病，于是就背着药篓到处去寻找。功夫不负有心人，历经艰辛的青年男子终于在一片野草下发现了"竹马"，他急忙把草药挖了出来并给青梅送了过去。青梅母亲喝了几日用"竹马"熬的药后，病真的就渐渐好了起来。高兴不已的青梅也兑现了自己的诺言，在母亲痊愈之后嫁给了这位送药的青年男子，他们从此过上了幸福的生活。由此，"竹马"救人的故事也流传开了，由于方言的原因，"竹马"后来被传成了"升麻"。

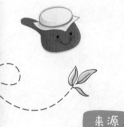

来源

　　升麻为毛茛科植物大三叶升麻*Cimicifuga heracheifolia* Kom.、兴安升麻*Cimicifuga dahurica* (Turcz.) Maxim. 或升麻*Cimicifuga foetida* L. 的干燥根茎。

药材性状

　　本品为不规则长形块状，多分枝，呈结节状，长10～20厘米，直径2～4厘米，表面黑褐色或棕褐色，粗糙不平，有坚硬的细根残留，上面有数个圆形空洞的茎基痕，洞内壁显网状沟纹；下面凹凸不平，具须根痕。体轻，质坚硬，不易折断，断面不平坦，有裂隙，纤维性，黄绿色或淡黄白色，气微，味微苦而涩。

性味归经

　　辛、微甘，微寒。归肺、脾、胃、大肠经。

功能主治

　　发表透疹，清热解毒，升举阳气。用于风热头痛，齿痛，口疮，咽喉肿痛，麻疹不透，阳毒发斑，脱肛，子宫脱垂。

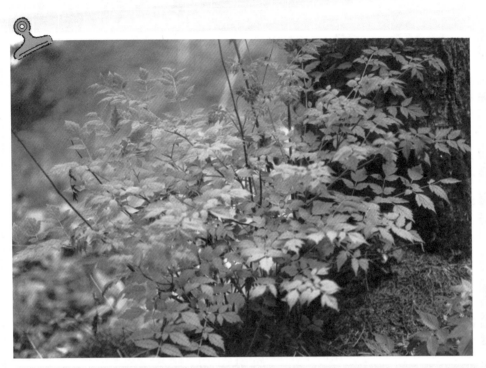

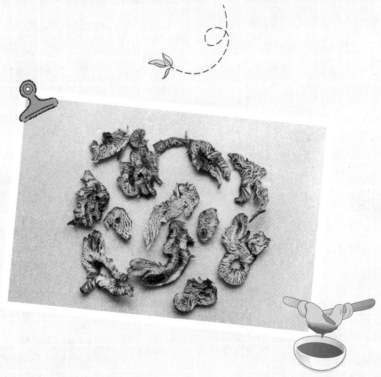

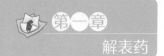

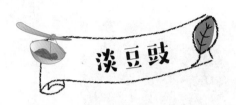

淡豆豉

　　相传，唐上元三年间，洪都（今南昌）都督阎某拟于重阳节为庆祝重修滕王阁工程完成而大宴宾客，著名诗人王勃也在被邀请之列。宴会前几天阎都督突感外邪，浑身发冷，渐至汗不得出，骨节酸痛，伴咳喘不已，胸中烦闷，夜不能寐。当时请来的十多位名医均主张以麻黄为君药开方治疗，但对中医略知一二的阎都督却认为麻黄是峻利发汗之药，其已年迈，汗出津少，再用发汗之药，实属不妥！但不用麻黄，证候难解，药效不佳，这可怎么办呢？王勃听说此事后，不觉想起豆豉来，可他把豆豉说出来后就引来了众名医的哂笑。连阎都督也直摇头："当地土长小菜，焉能药用。""不妨一试，豆豉作为食物，先不论药效如何，起码对身体无碍。"王勃劝道。阎都督觉得此话有理，于是连服三日，果然汗出喘止，胸闷顿减，能安然入睡，病真的就好了。不久，阎都督因此事特意在滕王阁上重金酬谢王勃，王勃固辞不受："都督如要谢我，不如扩大作坊，使其不至失传吧。"阎都督含笑点头称许。从此，豆豉既可食用又可治病的特点渐为老百姓所熟知，随后渐渐流传至大江南北，至今不衰。

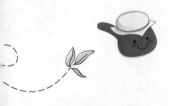

来源

　　淡豆豉为蝶形花科植物大豆 *Glycine max* (L.) Merr. 的成熟种子的发酵加工品。

药材性状

　　本品呈椭圆形，略扁，长0.6～1厘米，直径0.5～0.7厘米。表面黑色，皱缩不平，一侧有椭圆形种脐。质稍柔软或脆，断面棕黑色。气香，味微甘。

性味归经

　　苦、辛，凉。归肺、胃经。

功能主治

　　解表，除烦，宣发郁热。用于感冒，寒热头痛，烦躁胸闷，虚烦不眠。

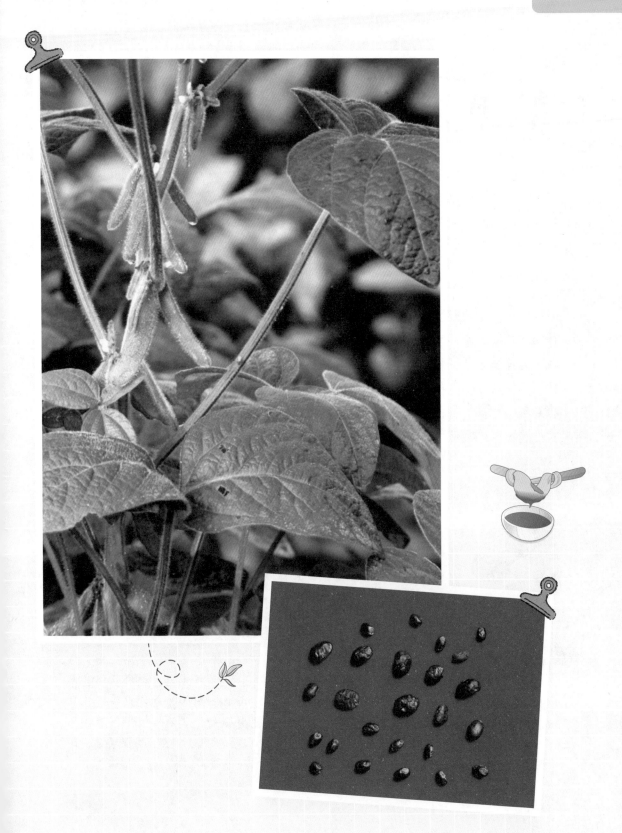

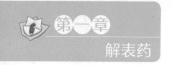

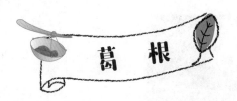

葛 根

相传，从前有位葛员外，为官清正，蔑视权贵，因看不惯奸臣陷害忠良的恶劣行径而告老还乡。谁知奸臣还不放过他，诬其"私自招兵，密谋造反"。昏君信以为真，下旨派兵捉拿葛员外及其全家，想要将其满门抄斩。葛员外闻知凶信，把小儿子叫到眼前嘱咐道："我葛家世代忠良，今遭奸臣陷害，全家难逃死罪，你现在赶快逃走，延续咱们葛家的香火吧！"小儿子忍痛告别之后，匆忙地逃走了，而官兵因没有抓到葛家小儿子，就对上谎称其被老虎吃了以交差了事。实际上，侥幸脱逃的葛家小儿子是被一名山中老药农搭救了。老药农了解葛家小儿子身世后，深感其可怜，就把他留了下来。平日里，老药农就带着葛家小儿子和他一起采药、卖药以维持生计。他们采挖的一种中草药，救了不少人。但这种草药叫什么名字，老药农自己也说不上来。葛家小儿子联想到自己悲惨的身世，感念自己已是葛家存留下来最后的一根独苗了，于是，就把这味自己经常采摘的草药起了个名字叫作"葛根"。

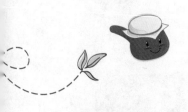

来源

葛根为蝶形花科植物野葛*Pueraria lobata* (Willd.) Ohwi 的干燥根。

药材性状

本品呈纵切的长方形厚片或小方块，长5～35厘米，厚0.5～1厘米。外皮淡棕色至棕色，有纵皱纹，粗糙。切面黄白色至淡黄棕色，有的纹理明显。质韧，纤维性强。气微，味微甜。

性味归经

甘、辛，凉。归脾、胃、肺经。

功能主治

解肌退热，生津止渴，透疹，升阳止泻，通经活络，解酒毒。用于外感发热头痛，项背强痛，口渴，消渴，麻疹不透，热痢，泄泻，眩晕头痛，中风偏瘫，胸痹心痛，酒毒伤中。

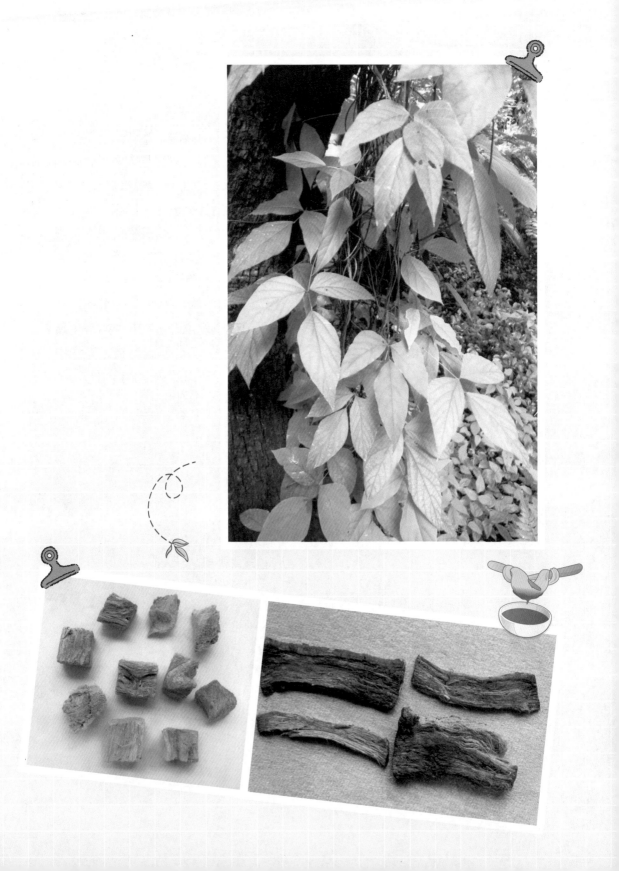

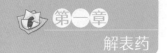

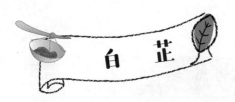

白芷

　　春秋战国时期的名医扁鹊不仅医术高超，而且医德高尚，不管患者贫富，他都认真对待，老百姓感动得不得了。来找扁鹊看病的人实在是太多了，药汤熬了一锅又一锅，药渣都没时间清理，只能暂时倒在家门外，渐渐地竟堆成了一座药渣堆。有些实在排不上队的患者，病急了就胡乱抓把药渣回家煮水喝，这些药渣居然还真治好了一些感冒风寒、腰腿酸痛、牙痛、眉骨痛的患者！事情传开了以后，扁鹊也觉得很奇怪，于是他专门过去检查了一下药渣堆，结果发现药渣堆里长出了不少开着小白花的青草，扁鹊尝了一下，满嘴辛味，心中疑惑顿生"难道就是这种青草的功效？"扁鹊吩咐弟子采了一大把这种青草，用其根煎了一锅药汤，真神了，这药汤还真管用，能治不少的常见病呢，而且镇痛的效果还很明显。从此，这种青草就入了药，因为它是无意中被发现的，老百姓都拿它当作不花钱白治病的神药，所以就按谐音给它起了个名字叫"白芷"。

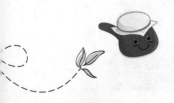

来源

　　白芷为伞形科植物白芷 *Angelica dahurica* (Fisch. ex Hoffm.) Benth. et Hook. f. 或杭白芷 *Angelica dahurica* (Fisch. ex Hoffm.) Benth. et Hook. f.var.*formosana* (Boiss.) Shan et Yuan 的干燥根。

药材性状

　　本品呈长圆锥形。长10～25厘米，直径1.5～2.5厘米，表面灰棕色或黄棕色，根头部钝四棱形或近圆形，具纵皱纹、支根痕及皮孔样的横向突起，有的排列成四纵行。顶端有凹陷的茎痕。质坚实，断面白色或灰白色，粉性，形成层环棕色，近方形或近圆形，皮部散有多数棕色油点。气芳香，味辛、微苦。

性味归经

　　辛，温。归胃、大肠、肺经。

功能主治

　　解表散寒，祛风止痛，宣通鼻窍，燥湿止带，消肿排脓。用于感冒头痛，眉棱骨痛，鼻塞流涕，鼻衄，鼻渊，牙痛，带下，疮疡肿痛。

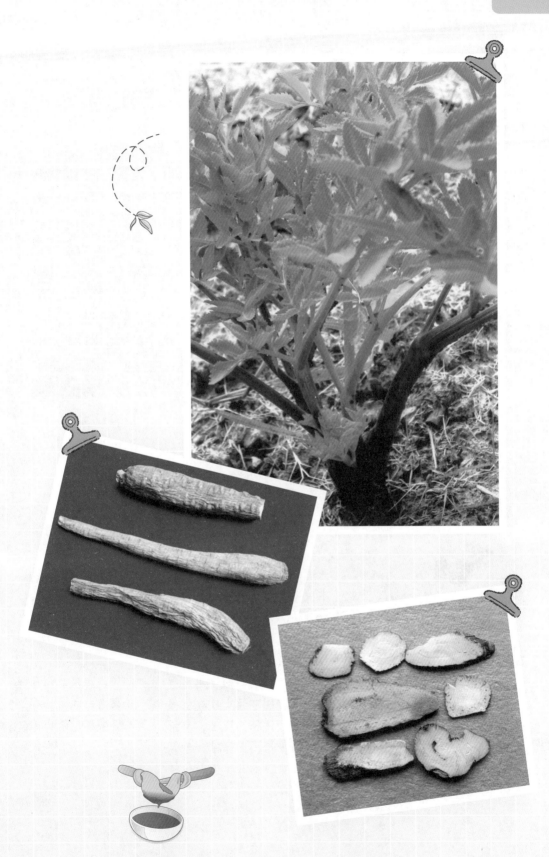

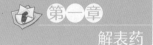

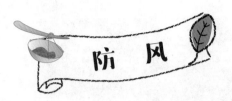

防 风

相传南宋时期，河南有一户姓郑的人家，母子二人由于兵荒马乱而流落到苏北，一路上饱受饥寒。一日，母亲突然病倒了，周身麻木疼痛，急得那十来岁的儿子悲啼不已。这时，一樵夫路过，见状甚为怜悯，就将二人领回了自己的草房，将自己采来的野菜每餐省下一些给母子俩充饥。其母见樵夫每日劳作，只得半饱，心里很过意不去，便叫儿子跟着他一起上山采野菜。就这样连吃了几天野菜，母亲的病竟日益好了起来。樵夫见此，很是惊异"野菜没有治疗的功效啊，难道小孩采挖了其他的东西？"于是他便去翻看孩子篮里的野菜，还真发现了一种孩子采错了的野草根，状如萝卜，"难道就是这种野草根能治病？"樵夫试着用这种野草根给其他人治病，果然很有疗效。因这种野草根既能治痛风，又能抗伤风，还能防治伤风、头痛、发热等症，人们便以"防风"命名之。

药材性状

本品呈长圆锥形或长圆柱形，下部渐细，有的略弯曲，长15～30厘米，直径0.5～2厘米。表面灰棕色或棕褐色，粗糙，有纵皱纹、多数横长皮孔样突起及点状的细根痕。根头部有明显密集的环纹，有的环纹上残存棕褐色毛状叶基。体轻，质松，易折断，断面不平坦，皮部棕黄色至棕色，有裂隙，木部黄色。气特异，味微甘。

来源

防风为伞形科植物防风*Saposhnikovia divaricata*（Turcz.）Schischk.的干燥根。

性味归经

辛、甘，微温。归膀胱、肝、脾经。

功能主治

祛风解表，胜湿止痛，止痉。用于感冒头痛，风湿痹痛，风疹瘙痒，破伤风。

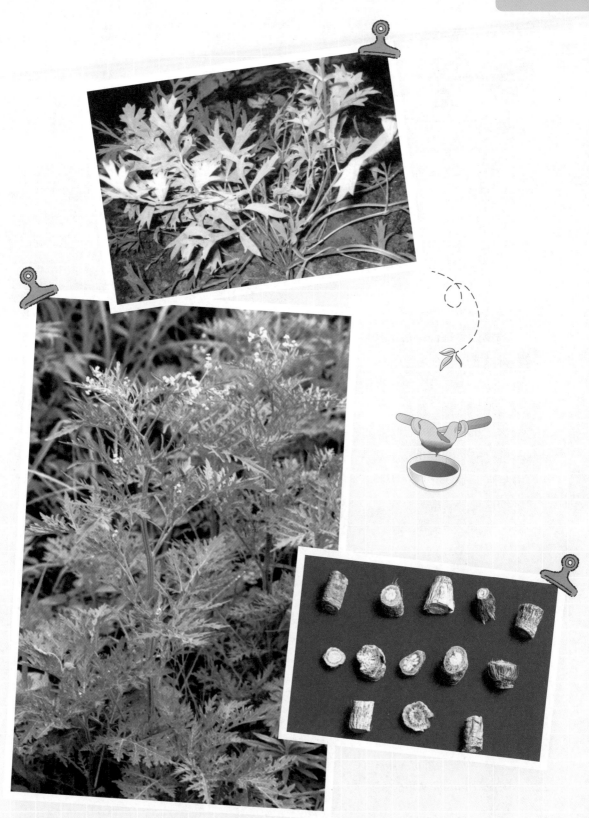

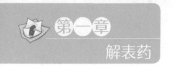

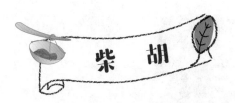

柴 胡

一年秋天，胡进士家的长工二慢得了一种寒热往来的瘟病。胡进士一看二慢病得不能干活了，又怕这种病传染给家里其他的人，就想把他赶出去，但是又担心别的长工听说此事后心冷不安心干活，就对二慢说："你先到外边找个地方待些日子，病好了就可以再回来。"二慢没有办法，只好出了进士大院，迷迷糊糊中来到了一片四周杂草丛生，还长着茂密的芦苇、小柳树的小水塘旁。到了这里，二慢再也走不动了，只好就地躺在了杂草丛里。渴了就喝点塘里的水，饿了就挖点塘边的野草根来吃。几日过去了，二慢非但没有病死渴死饿死，居然连原有的瘟病也都奇迹般地痊愈了，于是他又返回了进士大院。胡进士看见二慢一副精神的模样，很是惊讶，但既然二慢病好了，他也就不好再说什么了。

过了些日子，胡家少爷也得了类似的瘟病，请了许多大夫都治不好。胡进士这时想起二慢，就把他找来，问道："前些日子你生病时，吃了什么药啊？"二慢老实地回答道："我没有吃药，只在村外水塘挖了些野草根儿来吃。"将信将疑又无可奈何之下，胡进士拔了几棵二慢所说的野草根，命人洗净煎汤给自家少爷喝。一连几日，少爷就喝这种药汤，还真的把病治好了。胡进士十分高兴，想给这种野草根起个名字，他想来想去，这些野草根原是用当柴烧的，自己又姓胡，就叫它"柴胡"吧。

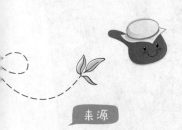

来源

柴胡为伞形科植物柴胡 *Bupleurum chinense* DC. 或狭叶柴胡 *Bupleurum scorzonerifolium* Willd. 的干燥根。

药材性状

北柴胡呈圆柱形或长圆锥形，长6～15厘米，直径0.3～0.8厘米；根头膨大，顶端残留3～15个茎基或短纤维状叶基，下部分枝。表面黑褐色或浅棕色，具纵皱纹、支根痕及皮孔。质坚而韧，不易折断，断面显纤维性，皮部浅棕色，木部黄白色。气微香，味微苦。

性味归经

辛、苦，微寒。归肝、胆、肺经。

功能主治

疏散退热，疏肝解郁，升举阳气。用于感冒发热，寒热往来，胸胁胀痛，月经不调，子宫脱垂，脱肛。

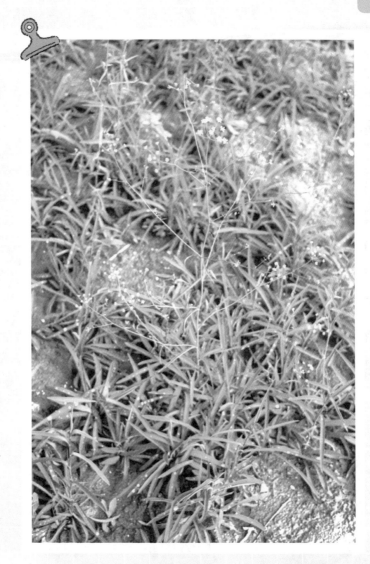

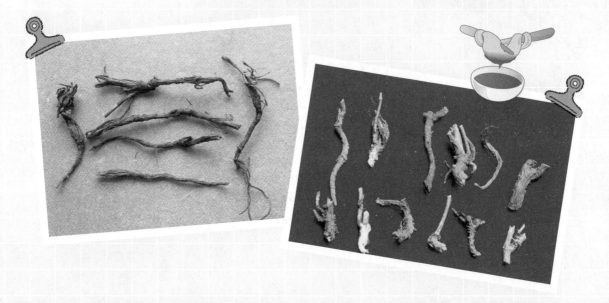

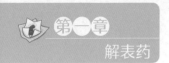

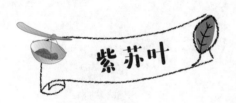

紫苏叶

相传东汉末年的一个深秋，华佗离开家乡，南下行医，住在一家客栈。一日傍晚在酒店饮酒时，看见一群青年正在津津有味地比赛吃螃蟹。华佗上前劝他们："蟹不能多吃，多吃会生病，弄得不好还会丢性命。"这群青年仍旧大吃不停，半夜吃了螃蟹的几个青年大喊腹痛，有的痛得直冒汗，有的痛得地上打滚。华佗被惊醒，立即呼徒弟采了些紫色野草的叶子，煎汤给那些青年喝，过了一会，几个青年的肚子果然不痛了。次日一早他们赶紧向华佗道谢，并好奇地问那种神奇的紫叶子叫什么名字，华佗答道："你们看，这叶子呈紫色，服后肚子舒服，就叫它'紫舒'吧！"由于"舒"与"苏"近音的缘故，后来慢慢成了"紫苏"。

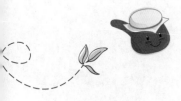

来源

紫苏叶为唇形科植物紫苏 *Perilla frutescens* (L.) Britt. 的干燥叶（或带嫩枝）。

药材性状

本品叶片多皱缩卷曲、破碎，完整者展平后呈卵圆形，长4～11厘米，宽2.5～9厘米。先端长尖或急尖，基部圆形或宽楔形，边缘具圆锯齿。两面紫色或上表面绿色，下表面紫色，疏生灰白色毛，下表面有多数凹点状的腺鳞。叶柄长2～7厘米，紫色或紫绿色。质脆。带嫩枝者，枝的直径2～5毫米，紫绿色，断面中部有髓。气清香，味微辛。

性味归经

辛，温。归肺、脾经。

功能主治

解表散寒，行气和胃。用于风寒感冒，咳嗽呕恶，妊娠呕吐，鱼蟹中毒。

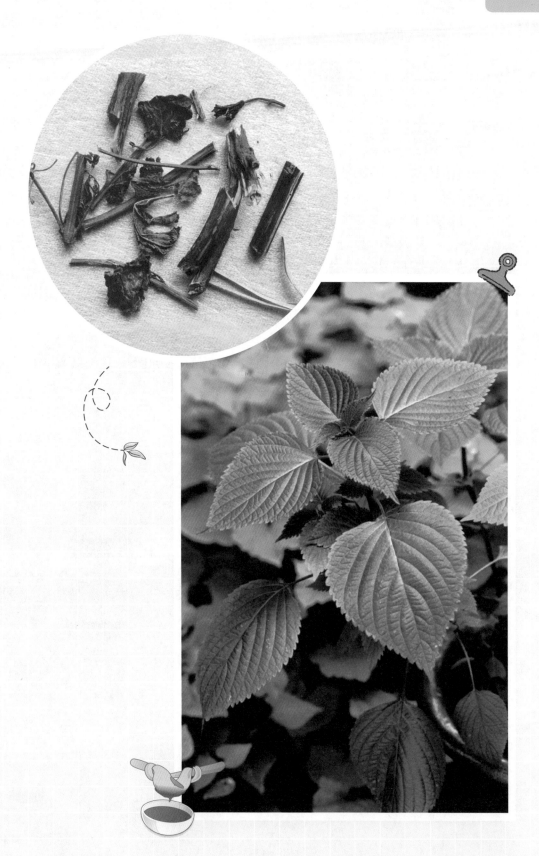

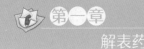

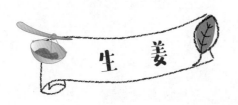

生 姜

　　传说古时炎帝曾在茶陵坑采药时，误食了一种毒蘑菇，肚子疼得像刀割一样，吃了好几种草药，也不能止疼，炎帝就这样疼昏了。一阵凉风吹来，躺在大树下的炎帝醒了过来，他自己也不知道是什么原因，这时，又一阵凉风吹来，带来了一股浓浓的香气。他顺着这股香气，走到一丛尖叶子青草边，香味就是从这丛青草上散发出来的。闻一闻，头不也昏，胸也不闷了，原来就是这种芬芳的香味使自己起死回生了啊，炎帝又惊又喜，顺手拔了一蔸，慢慢咀嚼，味道不错，又香又辣又清凉。过了一阵，肚子里咕咕噜噜地响着，泻了一阵，身体原有的不适竟然全部都消失了。大感神奇的炎帝于是给这种能起死回生的草取名为"生姜"。为什么取这个名字呢？因为炎帝姓姜，这种草药复生了姜姓之人，故取名生姜。

来源

　　生姜为姜科植物姜 *Zingiber officinale* Rose. 的新鲜根茎。

药材性状

　　本品呈不规则块状，略扁，具指状分枝，长4～18厘米，厚1～3厘米，表面黄褐色或灰棕色，有环节。分枝顶端有茎痕或芽。质脆，易折断，断面浅黄色，内皮层环纹明显，维管束散在。气香特异，味辛辣。

性味归经

　　辛，微温。归肺、脾、胃经。

功能主治

　　解表散寒，温中止呕，化痰止咳，解鱼蟹毒。用于风寒感冒，胃寒呕吐，寒痰咳嗽，鱼蟹中毒。

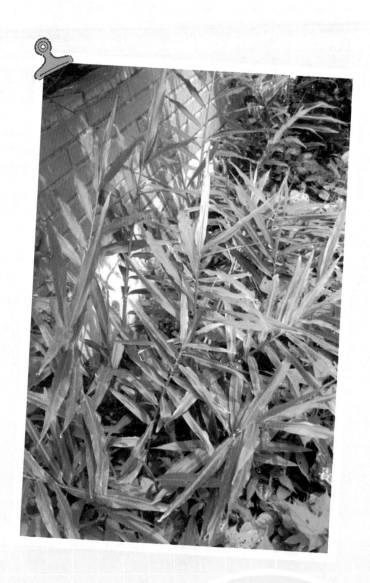

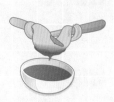

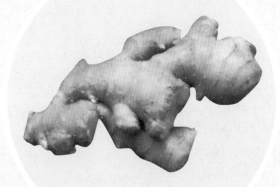

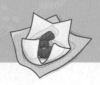

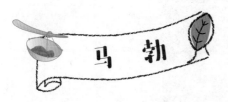

马 勃

　　一年夏天，马家村里有几个孩子相约一起上山打猪草，其中有个孩子不小心，腿肚子被树杈划破了，鲜血直流。那孩子疼得直叫唤，把别的孩子都吓慌了。此时，其中一个叫马勃的男孩子勇敢地站了出来，他冷静地说道："别哭，你把伤口按住，等我给你治。"只见他迅速地跑了出去，在山坡上找回来了一个略带褐色的大灰包，往受伤孩子的伤口上一按，然后用布条扎紧，果然马上就止住了出血。后来没过几日，原来很大的伤口，居然也很快就痊愈了。

　　人们问马勃："你怎么知道那东西能止血？"马勃卷起裤脚，露出一道伤疤，"这就是大灰包治好的。""谁教你的？""我自己。"马勃说，"有一回在山上砍柴，一没留神，腿被刀砍了，血流不止，疼得我直冒汗。我看见身边有个大灰包，急忙用它按住伤口，当时就止住了血。过了几日，伤口就长好了。以后，不管手刮破了，还是脸碰了皮儿，我都去找大灰包，用它来治。"从此以后，凡有外伤的就找马勃，或到山上找大灰包，"马勃"便成了大灰包的名字。

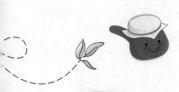

来源

　　马勃为灰包科真菌脱皮马勃*Lasiasphaera fenzlii*，Reich.、大马勃*Calvatia gigantea*（Batsch ex pers.）Lloyd或紫色马勃*Calvatia lilacina*（Mont. et Berk.）Lloyd 的干燥子实体。

药材性状

　　紫色马勃呈陀螺形，或已压扁呈扁圆形，直径5～12厘米，不孕基部发达。包被薄，两层，紫褐色，粗皱，有圆形凹陷，外翻，上部常裂成小块或已部分脱落。孢体紫色。

性味归经

　　辛，平。归肺经。

功能主治

　　清肺利咽，止血。用于风热郁肺咽痛，音哑，咳嗽；外治鼻衄，创伤止血。

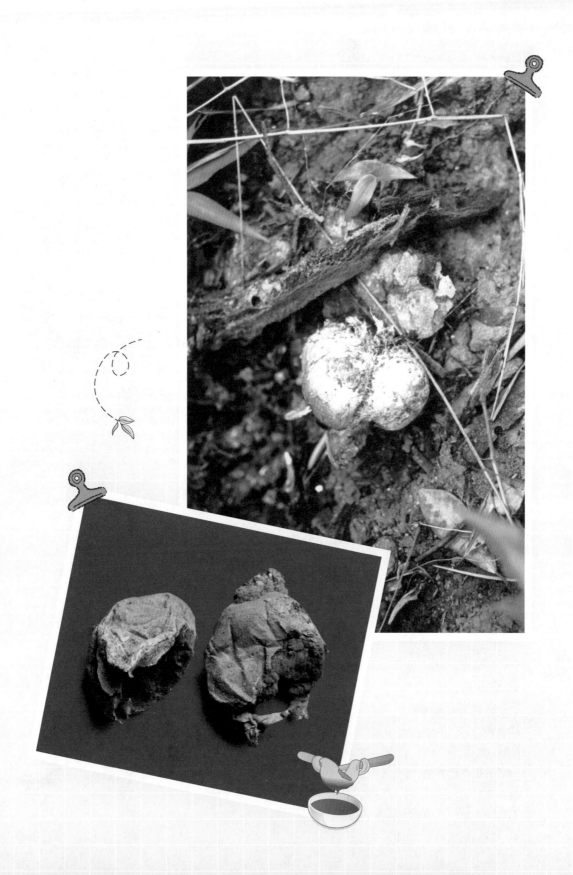

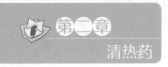

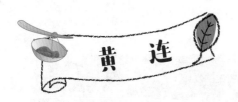

黄连

　　从前在渝鄂接壤的一处土家族村子里，住着一户黄姓人家，两老膝下只有一个女儿名叫"黄连"。这一年秋天，当地疫痢流行，死人无数，老两口也不幸病故了，只留下黄连一人孤苦伶仃，无奈之下，黄连只好投靠当地财主向老爷家。这家人对黄连很不好，动不动就打骂她，幸亏在向家养马的一名叫秦耕的小伙子很是照顾黄连，黄连才勉强支撑了下来。两个苦难的年轻人日久生情，渐渐地就产生了私订终身的想法，可势利的向老爷肯定是不同意这门婚事的，他威胁要把黄连许配给其他的财主老爷做妾。黄连自觉走投无路，瞒着秦耕上吊自杀了。秦耕知道后愤而离开了财主家，强忍着悲痛埋葬了黄连，并在黄连的坟边搭了个茅草棚住了下来。一年过去了，黄连的坟上长满了绿茵茵的小草。一日，秦耕卖柴回家后感到天旋地转，腹中绞痛，腹泻不停，最后病倒在床，半醒半睡中，黄连托梦给他，嘱咐他用坟头的小草煎汤治病，次日秦耕照做，果然痊愈。后来秦耕就用那些小草给人治病，效果很好。当人们问他治病的小草叫什么名字时，秦耕为了纪念自己心爱的苦命之人，便将这苦口的草药命名为"黄连"。

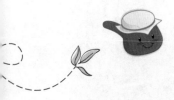

来源

　　黄连为毛茛科植物黄连 *Coptis chinensis* Franch.、三角叶黄连 *Coptis deltoidea* C.Y.Cheng et Hsiao 或云连 *Coptis teeta* Wall. 的干燥根茎。

药材性状

　　黄连多集聚成簇，常弯曲，形如鸡爪，单枝根茎长3～6厘米，直径0.3～0.8厘米。表面灰黄色或黄褐色，粗糙，有不规则结节状隆起、须根及须根残基，有的节间表面平滑如茎秆，习称"过桥"。上部多残留褐色鳞叶，顶端常留有残余的茎或叶柄。质硬，断面不整齐，皮部橙红色或暗棕色，木部鲜黄色或橙黄色，呈放射状排列，髓部有的中空。气微，味极苦。

性味归经

　　苦，寒。归心、脾、胃、肝、胆、大肠经。

功能主治

　　清热燥湿，泻火解毒。用于湿热痞满，呕吐吞酸，泻痢，黄疸，高热神昏，心火亢盛，心烦不寐，心悸不宁，血热吐衄，目赤，牙痛，消渴，痈肿疔疮。

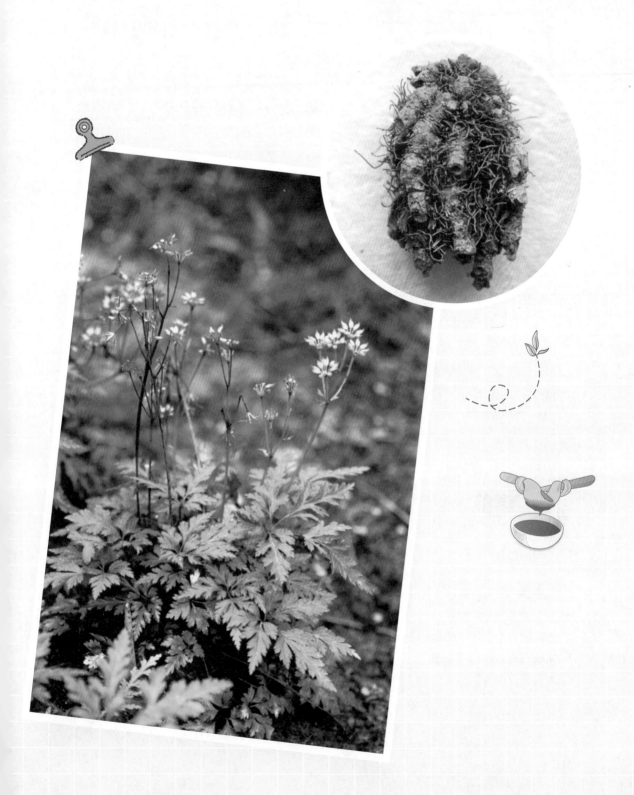

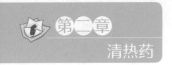

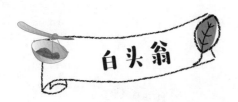

白头翁

相传，朱元璋在一次战斗中失利，退到古田山区。败退中的将士们饥寒交迫，便胡乱找了一些吃的，谁知令一大批士兵得了痢疾，卧床不起，急得朱元璋仰天长叹："老天爷何故与我过不去！"正在百般无奈之际，一位白发苍苍的老汉带着儿子挑着满满两箩筐草药走进军营，说是来送药。适逢朱元璋视察军营路过此地，他下马躬身问道："仙翁带来的是何神仙草药啊？"那老汉见是一位英俊武将，不敢怠慢，便如实相告："此草药长在山坡荒地，田头地边，若将此草根与马齿苋、茶叶同煎服，可医治疾病。"朱元璋闻之大喜，谢了老汉，大声说道："天无绝人之路啊！"赶紧传令各军营按老汉送来的草药去采挖，洗净与马齿苋、茶叶用大锅煎熬，给患病士兵服用。不出两日，患病的士兵们居然都康复了。

朱元璋在打败元军，建立明朝称帝后，一日，他与军师刘伯温叙旧，谈起那白发老汉的草药帮了他的大忙，但遗憾的是没问清这草药的名字。于是，刘伯温说："万岁记得送药老翁是个满头白发的老汉，不如就把这药叫白头翁吧！"

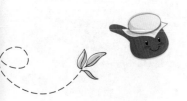

来源

白头翁为毛茛科植物白头翁 *Pulsatilla chinensis* (Bge.) Regel 的干燥根。

药材性状

本品呈类圆柱形或圆锥形，稍扭曲，长6～20厘米，直径0.5～2厘米。表面黄棕色或棕褐色，具不规则纵皱纹或纵沟，皮部易脱落，露出黄色的木部，有的有网状裂纹或裂隙，近根头处常有朽蚀状凹洞。根头部稍膨大，有白色绒毛，有的可见鞘状叶柄残基。质硬而脆，断面皮部黄白色或淡黄棕色，木部淡黄色。气微，味微苦涩。

性味归经

苦，寒。归胃、大肠经。

功能主治

清热解毒，凉血止痢。用于热毒血痢，阴痒带下。

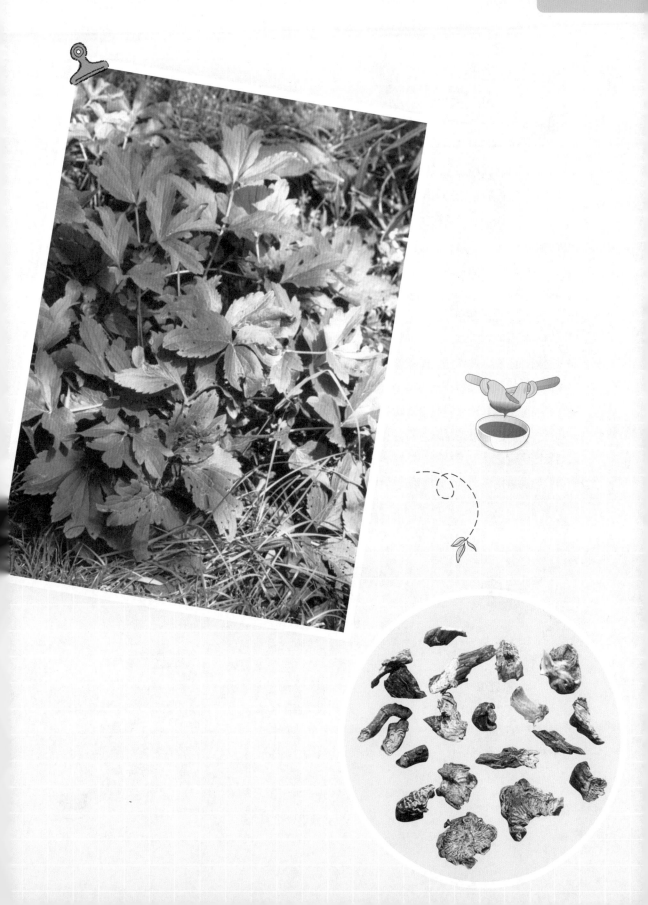

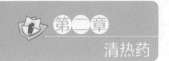

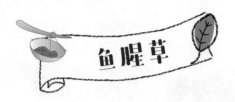

鱼腥草

相传宋朝熙宁六年夏季，连绵大雨引起了河水猛涨，冲毁了大片的房屋，弄得沿河两岸村民们流离失所，衣食无着。更为可怕的是，雨停水退后，沿河两岸的村民，甚至牲畜大多患上了同样的一种病，整日拉稀，一时间，闹得人心惶惶。

在芷江新店坪镇白马滩村有一张姓的后生，全家也患上这种病，平素就以细心、热爱思考闻名于乡间的张姓后生敏感地发现，几乎所有人都病了，连左邻右舍家养的牲畜都没有例外，唯独他家的猪没有发病。小张想来想去，他家与别人不同就是常用房前屋后的鱼腥草喂猪，难道是猪吃了鱼腥草的缘故？于是他试着挖了些鱼腥草来吃，果然不出三日，自己及家人的病情大为好转，鱼腥草真的可以治病！得知这个消息的村民们半信半疑，抱着"死马当作活马医"的想法，一些村民开始挖食鱼腥草，结果进食了鱼腥草的村民，病情都大见好转！消息很快传遍了各村，所有染病之人全部因吃了鱼腥草把病治好了，后来没病之人也时不时采挖一些鱼腥草来食用以防病治病。就这样，鱼腥草作为药食两用的佳品一直沿用至今。

来源

鱼腥草为三白草科植物蕺菜 *Houttuynia cordata* Thunb. 的新鲜全草或干燥地上部分。

药材性状

干鱼腥草茎呈扁圆柱形，扭曲；表面棕黄色，具纵棱数条；质脆，易折断。叶片卷折皱缩，展平后呈心形，上表面暗黄绿色至暗棕色，下表面灰绿色或灰棕色。穗状花序，黄棕色。具鱼腥气，味涩。

性味归经

辛，微寒。归肺经。

功能主治

清热解毒，消痈排脓，利尿通淋。用于肺痈吐脓，痰热喘咳，热痢，热淋，痈肿疮毒。

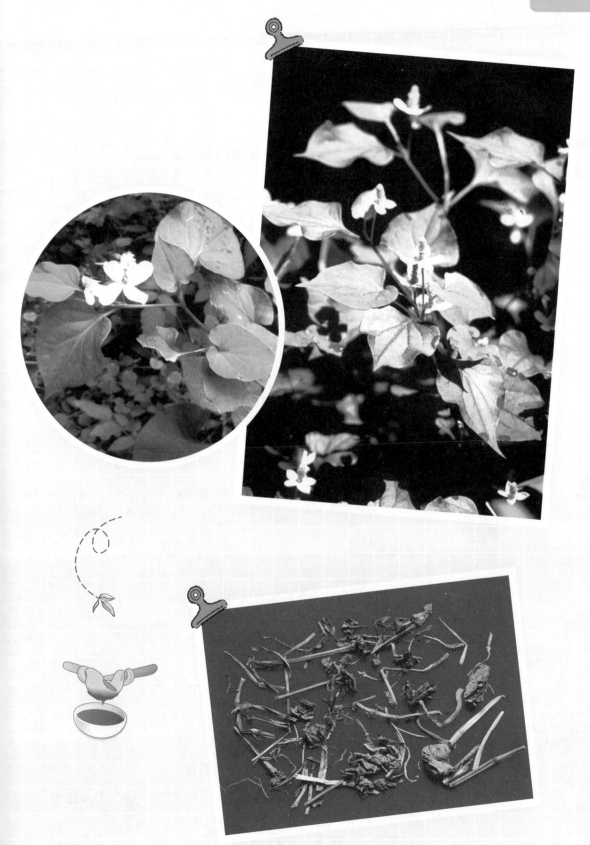

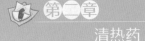

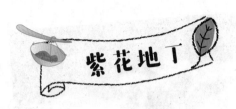
紫花地丁

传说，从前有个卖花郎一根手指突然生了疔疮，红肿发亮，痛得他坐卧不安。由于家贫无钱求医，又不忍心让家人看到他的痛苦，卖花郎便独自一人顺着日常采摘鲜花的山路走上了山，想看看是否能找到什么可以使用的草药。走着走着，卖花郎在山坡上看见了一株植物，它开着紫花，在霞光中格外鲜艳。卖花郎随手采了几朵放在嘴里嚼着，觉得味苦，俗语说"良药苦口"，难道说这种植物对自己的病有用？卖花郎边嚼边将花瓣吐出来敷按在指头红肿处，没想到只过了一会，他的手指头就舒服多了，于是他高兴地连根带叶挖了许多这种植物。回到家里，他把这种植物分两份，一份捣烂外敷，一份煎水喝，两日后，疔疮居然真的全部好了。由于这种植物像一根铁钉，顶上开几朵紫花，因此就叫它为"紫花地丁"。

来源

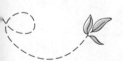

紫花地丁为堇菜科植物紫花地丁 *Viola yedoensis* Makino 的干燥全草。

药材性状

本品多皱缩成团。主根长圆锥形，直径1～3毫米；淡黄棕色，有细纵皱纹。叶基生，灰绿色，展平后叶片呈披针形或卵状披针形，长1.5～6厘米，宽1～2厘米，先端钝，基部截形或稍心形，边缘具钝锯齿，两面有毛；叶柄细，长2～6厘米，上部有明显狭翅。花茎纤细；花瓣5，紫堇色或淡棕色；花距细管状。蒴果椭圆形或3裂，种子多数，淡棕色。气微，味微苦而稍黏。

性味归经

苦、辛，寒。归心、肝经。

功能主治

清热解毒，凉血消肿。用于疔疮肿毒，痈疽发背，丹毒，毒蛇咬伤。

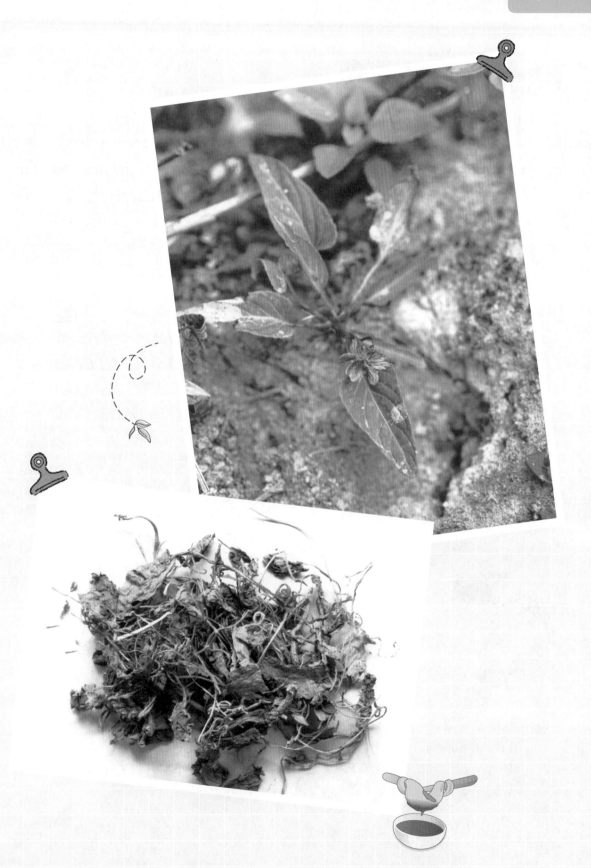

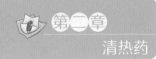

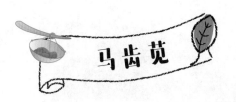

马齿苋

唐宪宗即位之时，西川节度使韦臬（niè）病逝，以刘辟为首的将领乘机叛乱，宰相武元衡被委任为西川节度使，前去平定叛乱。不料武元衡到任后不久，时值炎夏，他的胫骨上生出了臁疮，病情反复，虽经石礌等名医调治，也经久不愈，此事令他十分烦闷。一日，一位新来的小吏斗胆向其进言，说道："下官有一方，专治多年恶疮，即便顽恶疮病，不过数次便会痊愈。大人您不妨一试。"

"方药为何？快快道来。"小吏答："方也简单，采些鲜马齿苋，捣烂敷到疮口，每日换药就成。马齿苋遍地生长，可食用，亦有清热解毒，散血消肿之药性。"武元衡听了觉得不妨一试，结果如法应用了几次后，其腿上的臁疮竟然真的就渐渐痊愈了。一味简单的四处可见的草药，竟然解决了名医们都几乎束手无策的疑难杂症，真是神奇！后来，对岐黄素有研究，同为宰相的李绛（féng）听说了此事，便把它载入其所著的医学专著《兵部手集方》中，流传了下来。再后来，到了明代，医药学大家李时珍据此把马齿苋"清热解毒，攻血消肿"之效写入了被后世称为药学巨著的《本草纲目》之中。

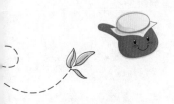

来源

马齿苋为马齿苋科植物马齿苋*Portulaca oleracea* L. 的干燥地上部分。

药材性状

本品多皱缩卷曲，常结成团。茎圆柱形，长可达30厘米，直径0.1～0.2厘米，表面黄褐色，有明显纵沟纹。叶对生或互生，易破碎，完整叶片倒卵形，长1～2.5厘米，宽0.5～1.5厘米；绿褐色，先端钝平或微缺，全缘。花小，3～5朵生于枝端，花瓣5，黄色。蒴果圆锥形，长约5毫米，内含多数细小种子。气微，味微酸。

性味归经

酸，寒。归肝、大肠经。

功能主治

清热解毒，凉血止血，止痢。用于热毒血痢，痈肿疔疮，湿疹，丹毒，蛇虫咬伤，便血，痔血，崩漏下血。

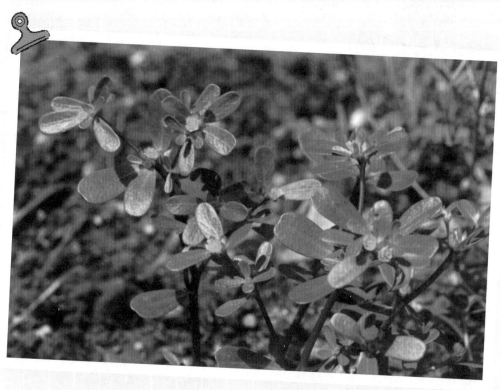

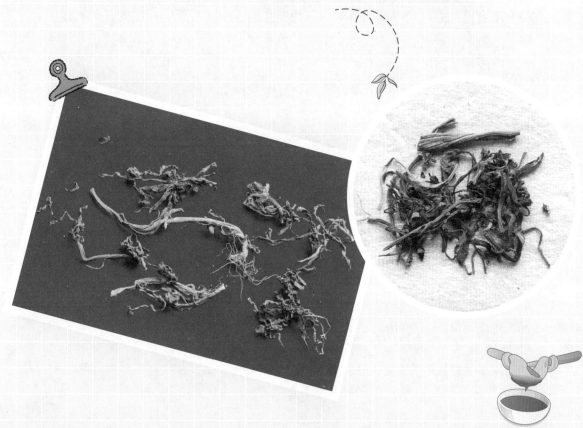

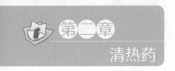

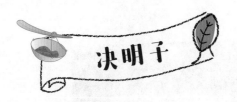

决明子

传说，古代有位秀才发奋读书，一心想要金榜题名，但由于用眼过度，不幸罹患了眼疾，渐至连书上的字都看不见了。无奈之下，秀才只好放弃了继续读书考取功名的梦想，整天呆坐在自家门前打发时光。一晃春天来了，秀才的家门口长出了许多野草，一日，一位路过的药商指着几棵不起眼的野草问秀才："你卖给我几棵野草好不好？"秀才心绪不佳："不卖！"药商无奈便离去了。一转眼夏天到了，秀才门前的那几棵草已经长到二三尺高，茎上开满了黄色的花，散发出阵阵清香。又一日，那位药商又来了，还是想跟秀才买那几棵草。这时秀才猜测这几棵野草一定有什么作用，于是便决定先不卖给他。药商再次失望地走了。到了秋天，门前那几棵野草结满了灰绿色种子，芳香四溢。秀才虽然眼睛看不见，但他闻到阵阵香味，心想这一定是种好药，于是便随手抓了一把泡茶喝。"诶，怎么喝了这种茶水，眼睛好像看东西清晰了一些呢？难道这种野草对眼疾有疗效？"他坚持着连续泡喝了一段时间，他的眼疾居然奇迹般地好了，秀才又能看书了。秀才百般打听，终于知道了这野草叫决明，它的种子叫决明子。

秀才从此便常常以决明子泡茶喝，愈发变得睛明体健，最终真的高中了进士。为此，秀才于老年之时曾吟诗一首："愚翁八十目不瞑，日数蝇头夜点星；并非生得好眼力，只缘长年饮决明。"

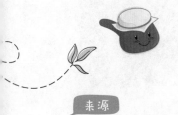

来源

决明子为豆科植物钝叶决明 *Cassia obtusifolia* L.或决明（小决明）*Cassia tora* L.的干燥成熟种子。

药材性状

决明略呈菱方形或短圆柱形，两端平行倾斜，长3～7毫米，宽2～4毫米。表面绿棕色或暗棕色，平滑有光泽。一端较平坦，另端斜尖，背腹面各有1条突起的棱线。棱线两侧各有1条斜向对称而色较浅的线形凹纹。质坚硬，不易破碎。种皮薄，子叶2，黄色，呈"S"形折曲并重叠。气微，味微苦。

性味归经

甘、苦、咸，微寒。归肝、大肠经。

功能主治

清热明目，润肠通便。用于目赤涩痛，羞明多泪，头痛眩晕，目暗不明，大便秘结。

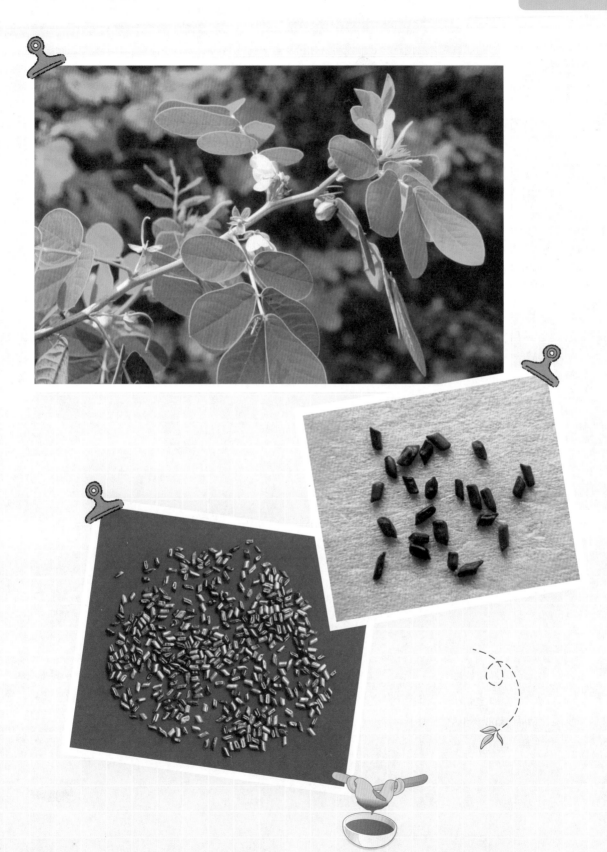

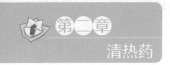

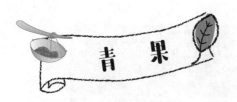

青 果

唐代贞观年间，丞相魏征给皇后送了一些青果并让其给太宗皇帝泡茶喝。太宗皇帝饮后苦涩难咽，责问皇后给他泡的是什么茶。皇后说："您近日口苦咽干，劳累心火旺盛，臣妾在这茶水中泡了一种青果，可清心降火、利咽爽喉，您慢慢地喝几口会有另外一种感觉。"听后太宗皇帝慢慢地品尝了起来，果不其然，渐渐地品出了味道。该茶初入口苦涩，渐觉清香略甜，良久有回味，让太宗皇帝很是喜欢。龙颜大悦的太宗皇帝边喝边连连称道"好茶，好茶"，心中的烦躁也随之逐渐消除了。后来，太宗皇帝为了感谢魏征这名刚正不阿的著名谏臣，特意将这种青橄榄果赐名为"谏果"，盖以取其良药苦口、忠言逆耳的谐意也。

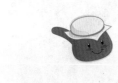

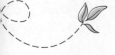

来源

青果为橄榄科植物橄榄*Canarium album* Raeusch. 的干燥成熟果实。

药材性状

本品呈纺锤形，两端钝尖，长2.5～4厘米，直径1～1.5厘米。表面棕黄色或黑褐色，有不规则皱纹。果肉灰棕色或棕褐色，质硬。果核梭形，暗红棕色，具纵棱；内分3室，各有种子1粒。气微，果肉味涩，久嚼微甜。

性味归经

甘、酸，平。归肺、胃经。

功能主治

清热解毒，利咽，生津。用于咽喉肿痛，咳嗽痰黏，烦热口渴，鱼蟹中毒。

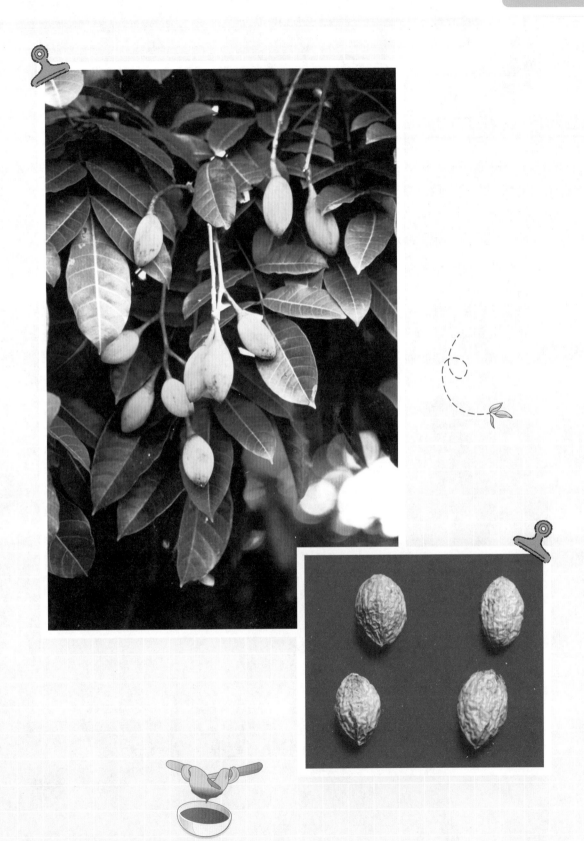

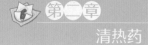

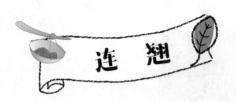

连 翘

相传，古代有次冬春相接之时，天河流域突然流行一种叫风寒病的瘟疫，此病突发性强且传染蔓延速度快，致使不少村民被夺走了生命。有个叫连翘的女孩，其父母都在这次疫情中病逝，于是她决心出门寻找治疗这种瘟疫的良药。连翘只身顺天河逆水而上，穿行于深山老林之中。有一日她又累又饿，突然发起高热，浑身发冷打寒颤，不知不觉就晕倒在路旁。此时，天仙织女路过此地，见状即用随身带的籽粒放于连翘的口中。没过一会儿工夫连翘就苏醒了过来，高烧退却，顿觉轻松了许多。当织女问明原因后，取出从天上万圃园带来的种子撒向大地，瞬间遍山黄花绽放，金光灿灿，十分耀眼，织女对连翘说："以后再遇此病，就用它的果实治疗。"

连翘姑娘回到家乡后，组织乡亲们在天河源头大量种植这种草药，并用其果实为百姓治病防病，收到了很好的效果。从此，这里瘟疫退去，人畜兴旺、山清水秀、福泽万民。为了纪念这位好心的姑娘，人们就把这种草药定名为"连翘"。

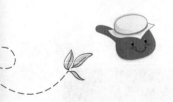

来源

连翘为木犀科植物连翘 *Forsythia suspensa* (Thunb.) Vahl 的干燥果实。

药材性状

本品呈长卵形至卵形，稍扁，长 1.5 ～ 2.5 厘米，直径 0.5 ～ 1.3 厘米。表面有不规则纵皱纹及多数突起的小斑点，两面各有 1 条明显的纵沟。顶端锐尖，基部有小果梗或已脱落。青翘多不开裂，表面绿褐色，突起的灰白色小斑点较少；质硬；种子多数，黄绿色，细长，一侧有翘。老翘自顶端开裂或裂成两瓣，表面黄棕色或红棕色，内表面多浅黄棕色，平滑，具一纵隔；质脆；种子棕色，多已脱落。气微香，味苦。

性味归经

苦，微寒。归肺、心、小肠经。

功能主治

清热解毒，消肿散结，疏散发热。用于痈疽，瘰疬，乳痈，丹毒，风热感冒，温病初起，温热入营，高热烦渴，神昏发斑，热淋涩痛。

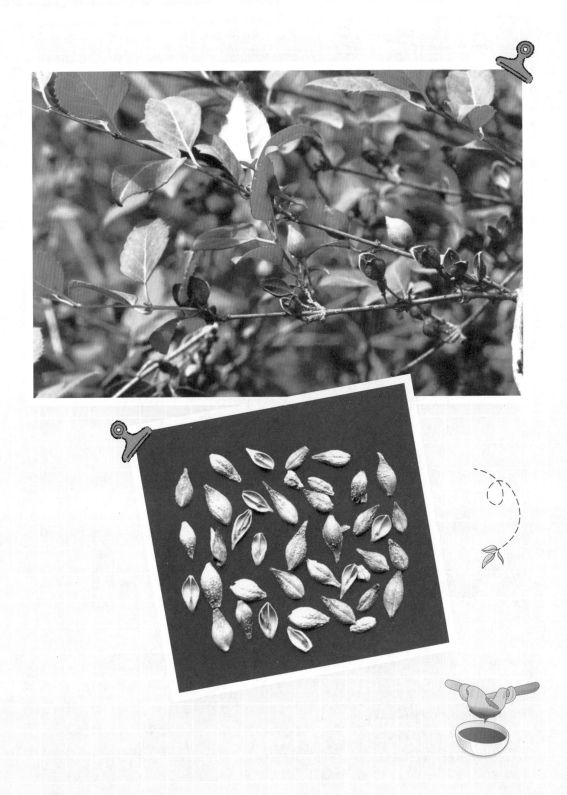

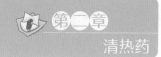

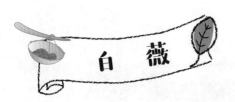

白 薇

相传，古代有一个村，因为战乱，村里人几乎全跑了，只剩下一家人因为丈夫生病了，夫妇二人仍留了下来。一日夜里，忽然听到有人敲门，只见一个士兵跪在门口恳求道："快救命！"夫妇二人怜悯战乱中的受苦之人，便把这个士兵收留了下来。没过一会儿，一伙追兵狠狠地闯进门来，凶巴巴地质问道："你家藏着外人没有？那两个男人都是谁？""床上躺着的是我丈夫，他正闹病；这位是请来的医生。你看，这不正在煎药吗？"幸得夫妇二人的帮助，那个士兵逃过了一劫。等这伙追兵走远，逃难的士兵感激地说道："大哥大嫂，谢谢你们救了我，大哥得了什么病啊？我学过医，或许我能帮点忙。""浑身发热，手脚无力。""请过医生没有？""请过好多位了，吃什么药也不好。"落难的士兵走上前，按住患者的手腕为其切脉。"这病我能治。"第二日，大兵挖回几颗椭圆形叶子、开紫褐色花朵的野草，说："大嫂，你把根子洗干净，煎汤给大哥喝，让大哥多喝几天，病准好。时候不早，我得走啦！"患者急忙说："留个名字吧。""我叫白威。只要不死，准回来看你们。"

患者连吃了一个月草药，病真好了。逃难的乡亲们回村后，都问患者怎么好的。患者说："有个朋友送了药。""什么药？""那他可没说。"夫妇二人为了纪念白威，就把这草药叫作"白威"，由于近音的缘故，后来便成了"白薇"。

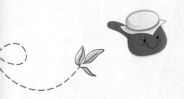

药材性状

本品根茎粗短，有结节，多弯曲，上面有圆形的茎痕，下面及两侧簇生多数细长的根，根长10~25厘米，直径0.1~0.2厘米。表面棕黄色，质脆，易折断，断面皮部黄白色，木部黄色。气微，味微苦。

性味归经

苦、咸，寒。归胃、肝、肾经。

来源

白薇为萝藦科植物白薇 *Cynanchum atratum* Bge. 或蔓生白薇 *Cynanchum versicolor* Bge. 的干燥根和根茎。

功能主治

清热凉血，利尿通淋，解毒疗疮。用于温邪伤营发热，阴虚发热，骨蒸劳热，产后血虚发热，热淋，血淋，痈疽肿毒。

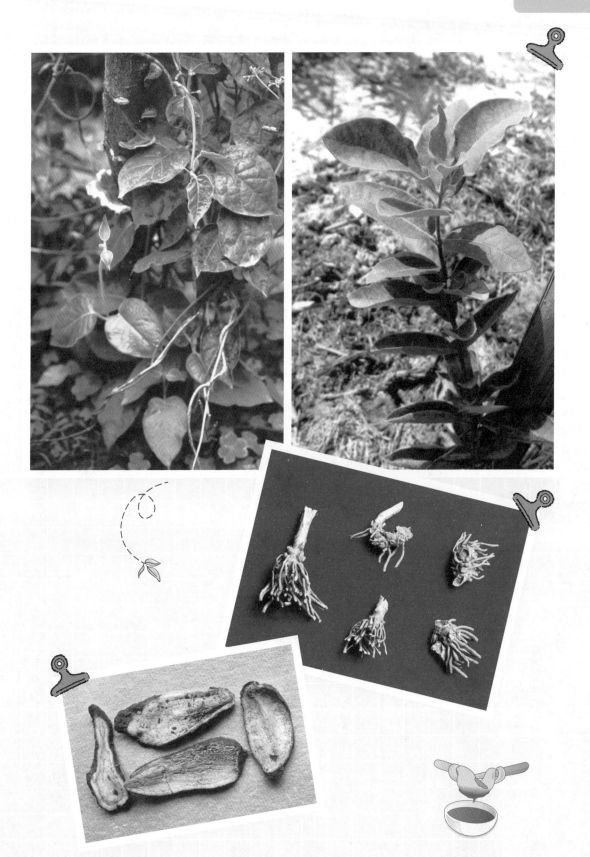

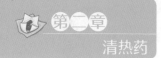

金银花

三国时期，蜀国丞相诸葛亮率队南征，在七擒七纵孟获的过程中，很多将士水土不服，中了山岚瘴气，出现了发热、倦怠等症状。大家对此很是焦虑，但一时也无计可施。一日，行军经过一个小村寨时，诸葛亮见村民个个都饿得面黄肌瘦，起了恻隐之心，令属下发放军粮施救。村民们十分感动，都想做些什么来报答诸葛丞相的恩情。恰好，老村长认识蜀兵的病状，说是患了"热毒病"，于是叫来自己的一对孪生孙女，一个叫金花，一个叫银花，嘱咐她们去采几筐"仙药"来为蜀军解难。三日过去了，出山采药的姐妹俩却一直未归。众人急了，多方寻找，最终在一处山崖边找到了两筐满满的草药，而筐边有野狼的足迹和被撕碎的衣服鞋子。蜀军将士吃了草药得救了，而金花、银花却为此献出了生命。有感姐妹俩的义举和草药的藤青花鲜，大家便为这无名"仙药"取名为"金银花"。

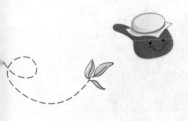

来源

金银花为忍冬科植物忍冬 *Lonicera japonica* Thunb. 的干燥花蕾或带初开的花。

药材性状

本品呈棒状，上粗下细，略弯曲，长2～3厘米，上部直径约3毫米，下部直径约1.5毫米。表面黄白色或绿白色（贮久色渐深），密被短柔毛。偶见叶状苞片。花萼绿色，先端5裂，裂片有毛，长约2毫米。开放者花冠筒状，先端二唇形；雄蕊5，附于筒壁，黄色；雌蕊1，子房无毛。气清香，味淡、微苦。

性味归经

甘，寒。归肺、心、胃经。

功能主治

清热解毒，疏散风热。用于痈肿疔疮，喉痹，丹毒，热毒血痢，风热感冒，温病发热。

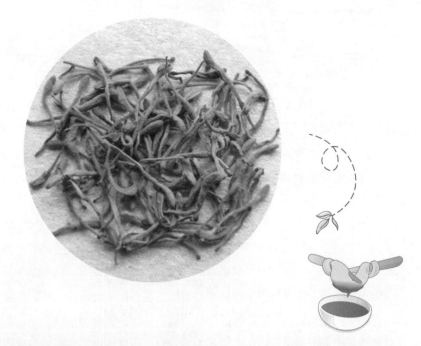

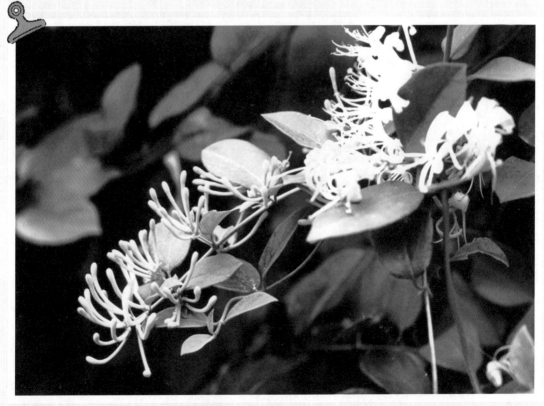

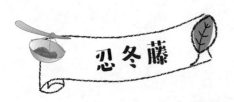

忍冬藤

从前，雁汤山有个采药的老倌，名叫任冬。他一年到头背着篾篓，挎着绳索，悬崖陡壁"荡秋千"，为了采药给民众治病翻山越岭，不知疲倦，大家都很尊敬他。一年夏天，很多当地人都染上眼睛红肿，鼻孔、嘴角糜烂的毛病，却不知用什么药能治好它，任冬老倌为了给群众解除疾苦，又背上绳索，外出寻药去了。

一个月过去了，任冬仍未归家，这天夜里，他家中的两个女儿忽然都梦见任冬非常疲倦但又无比兴奋地回来了，手里握着一根绿叶青藤，藤上正盛开着一朵朵金黄色和银白色的小花。梦醒后，姐妹俩很为父亲担心，乃连夜上山寻找。说也奇怪，足迹所到之处，地上马上长出一根根开黄白花的绿叶青藤，还发出"要治疔疮，拔去煎汤"的声音。乡亲们听到这声音，个个惊喜交集，纷纷上山拔藤，拿回去煎汤服用，热毒也果真因此得解。乡亲们疾病得治，但却再也找不到任冬老倌了。听那青藤沙哑声，大家都认为这藤就是任冬老倌变得，便称它为任冬藤，以后又谐音为"忍冬藤"。

来源

忍冬藤为忍冬科植物忍冬*Lonicera japonica* Thunb. 的干燥茎枝。

药材性状

本品呈长圆柱形，多分枝，常缠绕成束，直径1.5~6毫米，表面棕红色至暗棕色，有的灰绿色，光滑或被茸毛；外皮易剥落。枝上多节，节间长6~9厘米，有残叶和叶痕。质脆，易折断，断面黄白色，中空。气微，老枝味微苦，嫩枝味淡。

性味归经

甘，寒。归肺、胃经。

功能主治

清热解毒，疏风通络。用于温病发热，热毒血痢，痈肿疮疡，风湿热痹，关节红肿热痛。

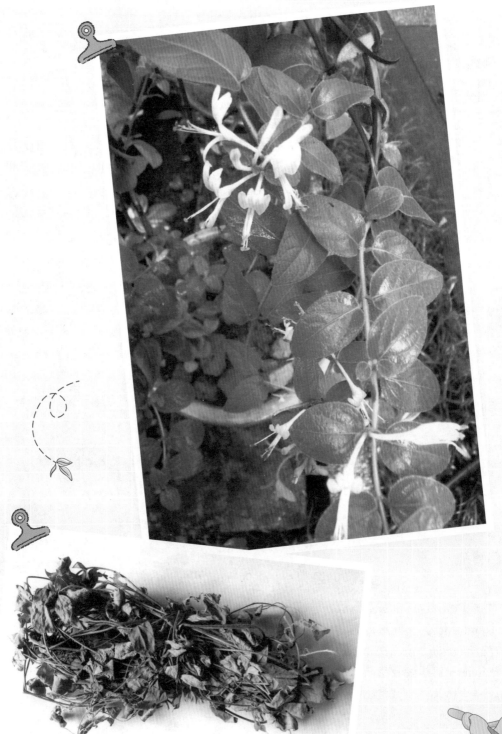

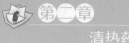
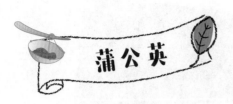
蒲公英

相传古时候有一位未婚的年轻姑娘患了乳痈，胸部红肿痛痒，但又羞于开口，不敢告诉家人也不敢去看大夫，病情越来越重，她的心情也越来越烦闷抑郁。有一日，趁午间母亲熟睡后，姑娘独自一人来到河边投河自尽。当时河边正好有个姓蒲的渔翁在捕鱼，发现姑娘投河后，急忙救起姑娘。渔翁问清姑娘自尽的缘由，一面叹息姑娘不珍惜自己的性命，一面叫自己的女儿蒲英去后山采了一种草药，捣烂后敷在姑娘的患处，红肿症状得到缓解，姑娘欢喜，连敷一段时日后，姑娘的乳痈痊愈。后来，姑娘将这种草药种在自家的房边空地上，心中想念蒲家父女救命之情，就把这种草药起名为"蒲公英"。

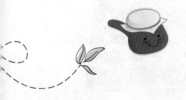

来源

蒲公英为菊科植物蒲公英*Taraxacum mongolicum* Hand.-Mazz.、碱地蒲公英*Taraxacum borealisinense* Kitam.或同属数种植物的干燥全草。

药材性状

本品呈皱缩卷曲的团块。根呈圆锥状，多弯曲，长3~7厘米；表面棕褐色，抽皱；根头部有棕褐色或黄白色的茸毛，有的已脱落。叶基生，多皱缩破碎，完整叶片呈倒披针形，绿褐色或暗灰绿色，先端尖或钝，边缘浅裂或羽状分裂，基部渐狭，下延呈柄状，下表面主脉明显。花茎1至数条，每条顶生头状花序，总苞片多层，内面有一层较长，花冠黄褐色或淡黄白色。有的可见多数具白色冠毛的长椭圆形瘦果。气微，味微苦。

性味归经

苦、甘，寒。归肝、胃经。

功能主治

清热解毒，消肿散结，利尿通淋。用于疔疮肿毒，乳痈，瘰疬，目赤，咽痛，肺痈，肠痈，湿热黄疸，热淋涩痛。

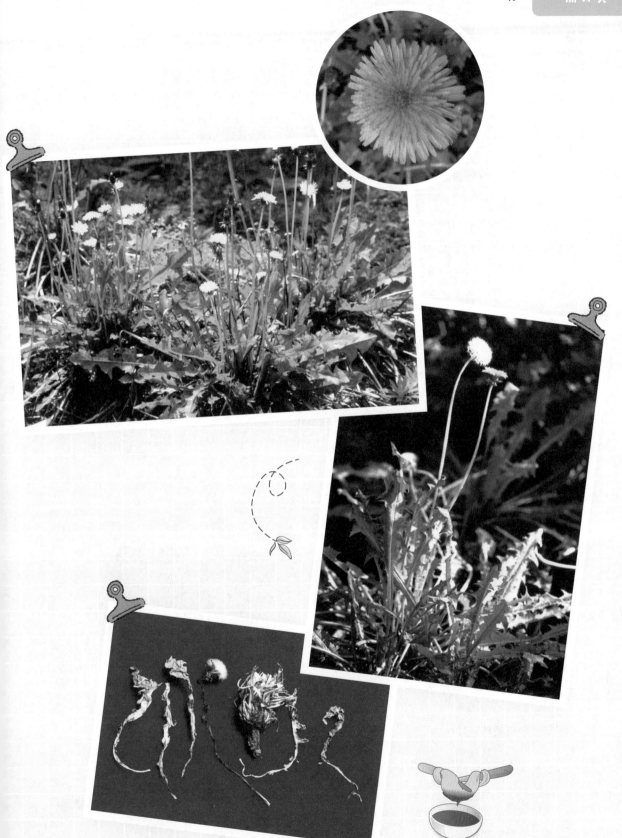

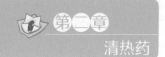

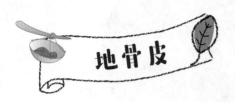

地骨皮

相传，清朝慈禧太后可能因为吃太多荤腥厚味，出现了咳嗽胸闷、眼睛昏糊、手心足心发热等症状，最后连垂帘听政都觉得有些支撑不住了。朝廷医官给慈禧太后治病用的都是贵重的药品，结果病却越治越重。慈禧太后病得不耐烦，天天责骂医官们无能，文武官员见之亦手足无措，只得张榜求医。

榜文贴出后的第五日，有一位姓钱的民间郎中想，慈禧太后贵体，长期养尊处优，每日山珍海味，本来就没有虚象，贵重补品服得再多也必定无效，而此咳嗽胸闷、发热目昏之症，当属肺热，该先去热清肺才是。他又想起半年前自己的母亲亦患过同样的病，曾用枸杞的根皮试治而愈。于是，他就带着药大胆前去揭榜，并亲自煎汤给慈禧太后饮服。慈禧太后连服数日，原有的不适果然消失了。慈禧太后高兴之余，问他所用何药？钱郎中想，此药是枸杞的根皮，但"枸杞"和"狗吃"咬音很相近，如果慈禧太后一时听错而造成误会，自己岂不遭灭顶之灾。想到此他只得随口编造出一个名字，说叫"地骨皮"。

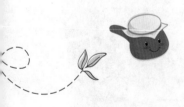

来源

地骨皮为茄科植物枸杞*Lycium chinense* Mill. 或宁夏枸杞*Lycium barbarum* L.的干燥根皮。

药材性状

本品呈筒状或槽状。长3~10厘米，宽0.5~1.5厘米，厚0.1~0.3厘米。外表面灰黄色至棕黄色，粗糙，有不规则纵裂纹，易成鳞片状剥落。内表面黄白色至灰黄色，较平坦，有细纵纹。体轻，质脆，易折断，断面不平坦，外层黄棕色，内层灰白色。气微，味微甘而后苦。

性味归经

甘，寒。归肺、肝、肾经。

功能主治

凉血除蒸，清肺降火。用于阴虚潮热，骨蒸盗汗，肺热咳嗽，咯血，衄血，内热消渴。

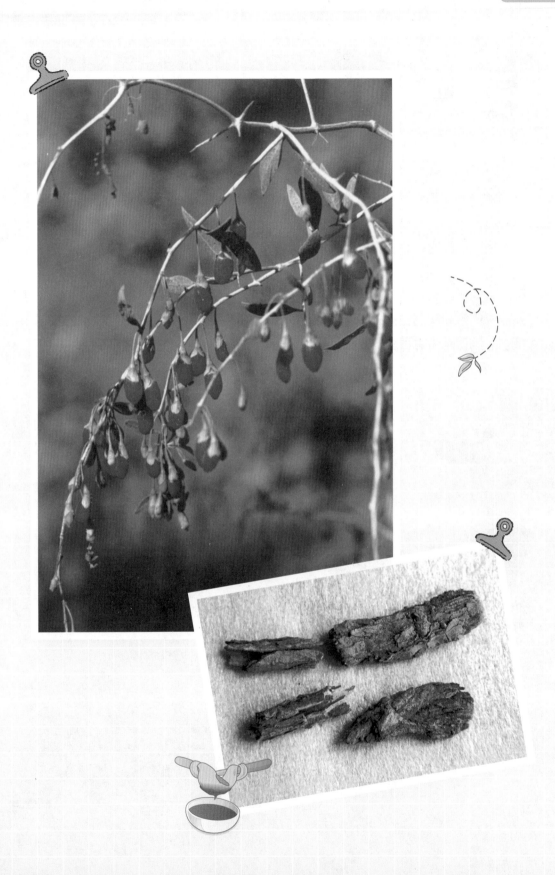

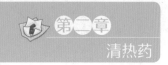

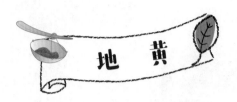
地 黄

相传，白居易一次外出，看见百姓在田野山坡上采挖一种有根茎的野草，就上前询问，得知这种野草叫地黄。因为灾荒导致粮食紧缺，于是百姓们挖此地黄，卖给一些富豪之户作为喂马的饲料，马吃后长得肥膘体壮，皮毛光亮，光可照地。面对这种贫富悬殊的社会现象，白居易听后抑制不住内心的激荡，有感而发，一气之下写了《采地黄者》诗："麦死春不雨，禾损秋早霜。岁晏无口食，田中采地黄。采之将何用？持之易侯粮。凌晨荷锄去，薄暮不盈筐。携来朱门家，卖与白面郎。与君啖肥马，可使照地光。愿易马残粟，救此苦饥肠。"该诗是当时百姓的真实生活写照。

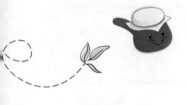

来源

地黄为玄参科植物地黄*Rehmannia glutinosa* Libosch. 的新鲜或干燥块根。

药材性状

生地黄多呈不规则团块状或长圆形，中间膨大，两端稍细，有的细小，长条状，稍扁而扭曲。长6~12厘米，直径2~6厘米。表面棕黑色或棕灰色，极皱缩，具不规则横曲纹。体重，质较软而韧，不易折断，断面棕黄色至黑色或乌黑色，有光泽，具黏性。气微，味微甜。

性味归经

鲜地黄：甘、苦，寒。归心、肝、肾经。

生地黄：甘，寒。归心、肝、肾经。

功能主治

鲜地黄：清热生津，凉血，止血。用于热病伤阴，舌绛烦渴，温毒发斑，吐血，衄血，咽喉肿痛。

生地黄：清热凉血，养阴生津。用于热入营血，温毒发斑，吐血衄血，热病伤阴，舌绛烦渴，津伤便秘，阴虚发热，骨蒸劳热，内热消渴。

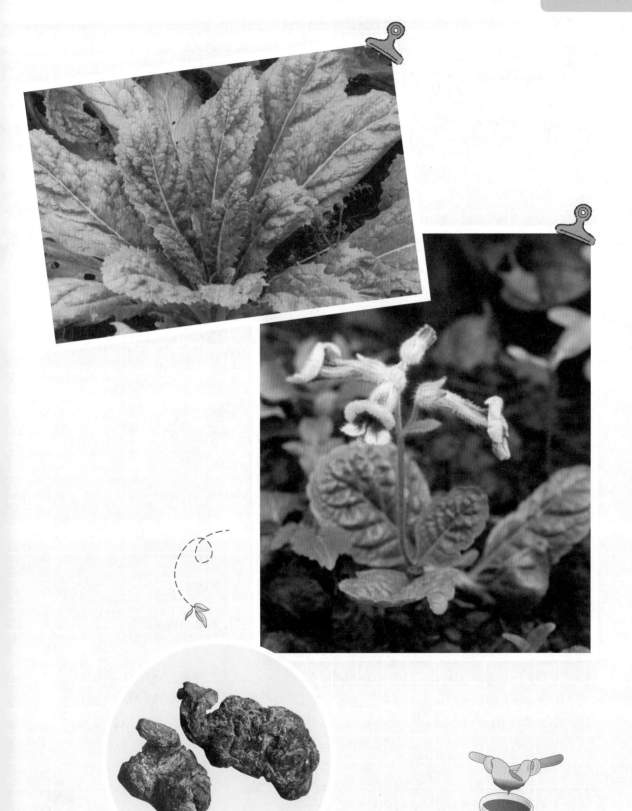

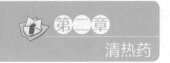

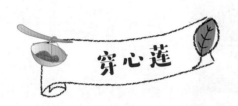

穿心莲

　　相传，很久以前佛教禅宗达摩祖师跋山涉水从印度来中国弘扬佛法，走遍了我国的大江南北。一日，他带领弟子游历广东岭南山区时，路遇一位老农倒在路边痛苦呻吟，便上前关切地问道："老乡，你这是怎么了？"老农以微弱的语声答道："我……被蛇……咬伤了，请大师……救我。"达摩祖师了解情况并查看伤口之后，从随身携带的背囊中拿出小刀，划开老农被蛇咬伤的伤口，用嘴吸出了毒血，又从背囊中拿出些草药，嚼碎后敷在伤口上并包扎好。随后，达摩祖师及弟子们将老农送回家，又给他留下些草药，就继续游历去了。不久，老农的蛇伤痊愈了，他就把没用完的草药种植在了自家的后山上，并用这种草药为附近的村民治蛇伤。老农很感激救自己的这些人，当老农了解到救自己的人是来自印度的达摩祖师及其弟子们后，便给草起名叫印度草。后来，附近用过草药的村民都感觉这草药味极苦，只要含入一小片叶子，立即感到那刻骨铭心的苦直入心中，于是又把这种草药称作"穿心莲"。

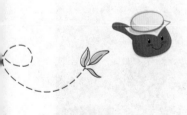

来源

　　穿心莲为爵床科植物穿心莲 *Andrographis paniculata* (Burm.f) Nees 的干燥地上部分。

药材性状

　　本品茎呈方柱形，多分枝，长50～70厘米，节稍膨大；质脆，易折断。单叶对生，叶柄短或近无柄；叶片皱缩、易碎，完整者展平后呈披针形或卵状披针形，长3～12厘米，宽2～5厘米，先端渐尖，基部楔形下延，全缘或波状；上表面绿色，下表面灰绿色，两面光滑。气微，味极苦。

性味归经

　　苦，寒。归心、肺、大肠、膀胱经。

功能主治

　　清热解毒，凉血，消肿。用于感冒发热，咽喉肿痛，口舌生疮，顿咳劳嗽，泄泻痢疾，热淋涩痛，痈肿疮疡，蛇虫咬伤。

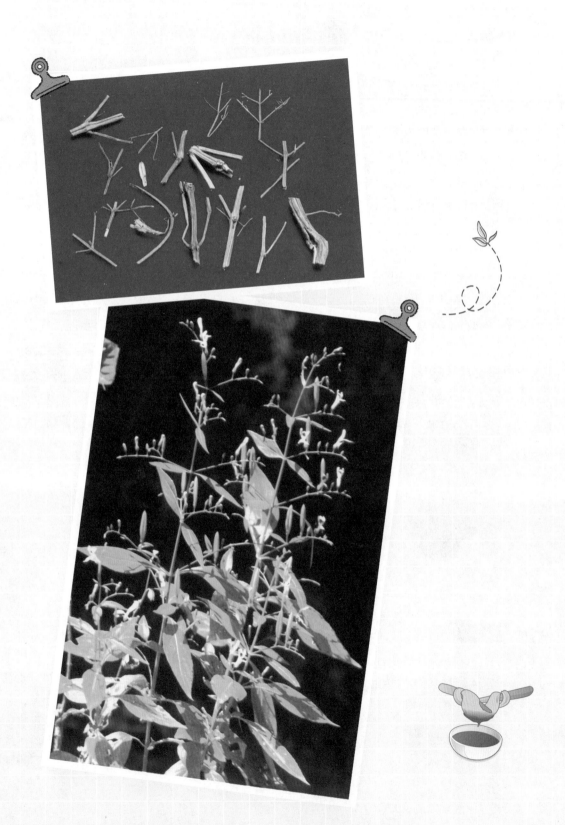

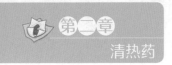

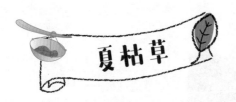

相传，古时候有一位秀才的母亲患了一种叫"瘰疬"（luǒ lì）的疾病，这种病的特点就是脖子长得粗，还流脓水，久治不愈。一日，恰好有一名郎中路过秀才家，秀才忙请郎中给自己的母亲诊治。郎中看秀才孝顺心诚，也乐意帮他这个忙，于是，郎中带秀才上山，教他采摘一种开紫色花穗的野草，嘱咐秀才，这种草药要剪下花穗，煎汁给患者服用，而且切记，此药必须在夏至前采集。秀才依照郎中的指示，采药给母亲连服半月而愈。

母病病愈后，正值夏末秋初，当地县官之母亦得此病，张榜求医，秀才立即赶去揭榜应征。县官通过秀才所述得知有此良药之后，非常高兴，立即派人跟秀才上山采药，谁知跑遍了几个山头，全不见这种草药的踪影。县官一气之下，怒骂秀才是骗子，还把他打得皮开肉绽，秀才心里十分冤屈，但又无可奈何。到了翌年初夏，郎中重新到此地寻药，秀才把自己被打一事告诉他。这时，郎中再领他上山，一眼望去，只见此草又遍地滋生，秀才这才知道此草一过夏天即枯萎而死，悔恨自己当初听话欠认真，为了记取这个深刻的教训，故将此草药的名字取名"夏枯草"。

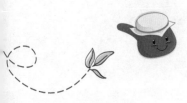

来源

夏枯草为唇形科植物夏枯草*Prunella vulgaris* L. 的干燥果穗。

药材性状

本品呈圆柱形，略扁，长1.5~8厘米，直径0.8~1.5厘米，淡棕色至棕红色。全穗由数轮至10数轮宿萼与苞片组成，每轮有对生苞片2片，呈扇形，先端尖尾状，脉纹明显，外表面有白毛。每一苞片内有花3朵，花冠多已脱落，宿萼二唇形，内有小坚果4枚，卵圆形，棕色，尖端有白色突起。体轻。气微，味淡。

性味归经

辛、苦，寒。归肝、胆经。

功能主治

清肝泻火，明目，散结消肿。用于目赤肿痛，目珠夜痛，头痛眩晕，瘰疬，瘿瘤，乳痈，乳癖，乳房胀痛。

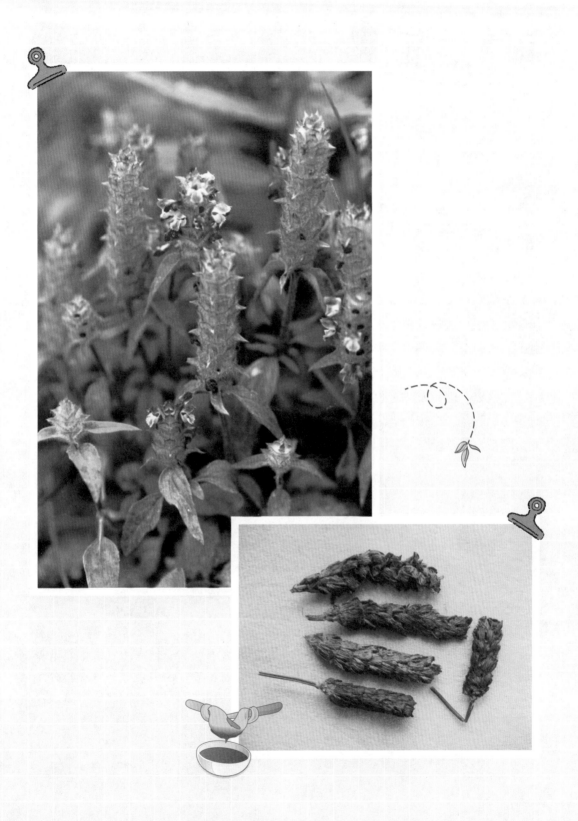

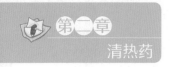

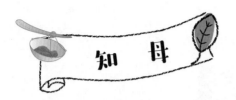

　　相传，从前有一个孤老婆婆，年轻时以挖药为生，认得不少野生药材，当她年老体衰时，却无人赡养，只得沿街乞讨度日。为此，她终日愁眉不展，既担忧生活的艰辛，更担心自己认药的本事失传，心里想定要找个可靠的后生，让他来继承。一路上，她逢人就说谁认她做娘，便教他认药。

　　一年冬天，大雪纷飞，她终因饥寒交迫冻倒在一家樵夫的门口。樵夫见了，忙搀扶老婆婆进屋，熬粥给她充饥暖身，还嘘寒问暖。老婆婆见他忠厚善良，便诉说了自己的不幸遭遇，樵夫听了心生同情，便将老婆婆留了下来，待她如亲生母一般。冬去春来，光阴似箭，转眼又过去了三年，老婆婆也过了三年舒心日子。这时，她年近八十，自感在世不会太长了，于是提出要樵夫领她上山。一路上，教樵夫认得了不少药。当来到一个野草丛生的山坡，老婆婆让樵夫停下，指着一丛线形叶、开白中带紫条纹花的野草，告诉他说这是一种可治肺热咳嗽、虚劳发热之症的良药，希望他能牢记在心，日后好替穷苦百姓治病。又说三年来樵夫敬老之心可嘉，待老婆婆如同知亲生父母一般，于是就将此药取名为"知母"。

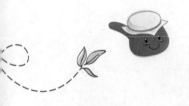

来源

　　知母为百合科植物知母*Anemarrhena asphodeloides* Bge. 的干燥根茎。

药材性状

　　本品呈长条状，微弯曲，略扁，偶有分枝，长3~15厘米，直径0.8~1.5厘米，一端有浅黄色的茎叶残痕。表面黄棕色至棕色，上面有一凹沟，具紧密排列的环状节，节上密生黄棕色的残存叶基，由两侧向根茎上方生长；下面隆起而略皱缩，并有凹陷或突起的点状根痕。质硬，易折断，断面黄白色。气微，味微甜、略苦，嚼之带黏性。

性味归经

　　苦、甘、寒。归肺、胃、肾经。

功能主治

　　清热泻火，滋阴润燥。用于外感热病，高热烦渴，肺热燥咳，骨蒸潮热，内热消渴，肠燥便秘。

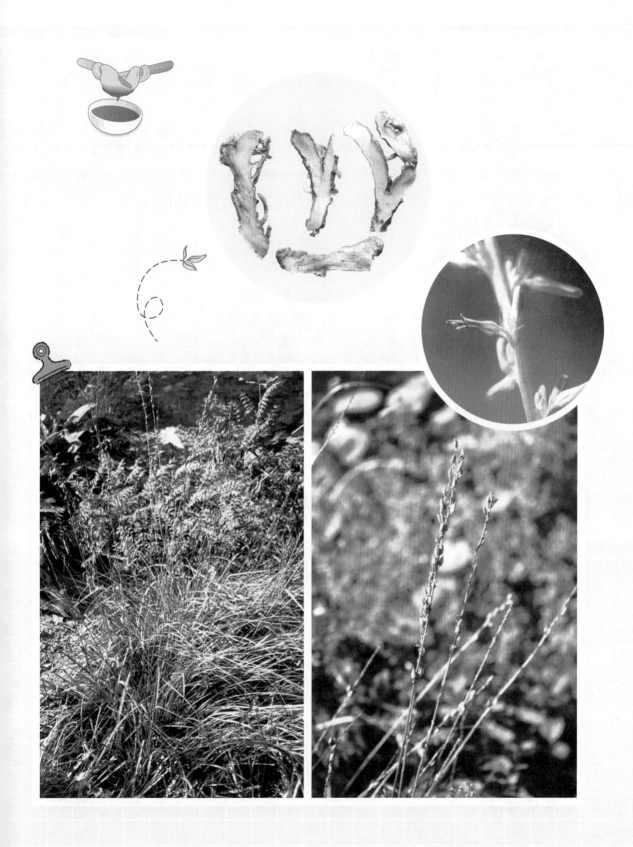

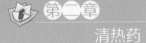

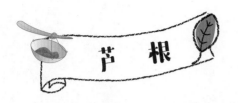

芦根

相传，春秋时期伍子胥为报父仇，逃出昭关，风餐露宿，后有追兵，难免着急上火，自觉头晕耳鸣、口渴心烦、不时咳嗽干呕。伍子胥忽然看见一条大江挡住去路，一个渔人在江中打鱼，于是高声喊道："渔父渡我！"渔人看到后有追兵，佯装不应，高歌道："日月昭昭乎寝已驰，与子期乎芦之漪。"伍子胥心领神会，于是躲到芦苇深处等待时机。日落西山，追兵远去，渔人前来搭救伍子胥，高声唱道："日已夕兮，予心忧悲，月已驰兮，何不渡为？"伍子胥应声而出，坐上渔人的小船，向大江对岸驶去。

一路上，伍子胥不断咳嗽干呕，渔人看在眼里，说道："先生辛苦，肺胃有热，病得不轻啊，何不赶快治疗！"伍子胥道："穷途末路之人，但愿乞得性命，些许小疾，何足挂齿。"到达对岸后，渔人对伍子胥说："你且在这里等我，我给你取食与药来。"伍子胥饱餐一顿后，渔人端来了药。伍子胥一看竟是芦根煎的水，于是说："此物竟能治病？"渔人道："芦根清热泻火，生津止渴除烦，正是治疗先生疾患的良药。"伍子胥喝了渔人的芦根水后，病果然好了。

后来，伍子胥逃到吴国，终于成就一番伟业，后人有诗赞曰："数载逃名隐钓纶，扁舟渡得楚亡臣。巧用芦根清邪火，千古传名渔丈人。"

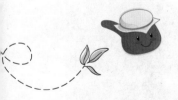

来源

芦根为禾本科植物芦苇*Phragmites communis* Trin. 的新鲜或干燥根茎。

药材性状

鲜芦根：呈长圆柱形，有的略扁，长短不一，直径1~2厘米。表面黄白色，有光泽，外皮疏松可剥离，节呈环状，有残根及芽痕。体轻，质韧，不易折断。切断面黄白色，中空，壁厚1~2毫米，有小孔排列成环。气微，味甘。

芦根：呈扁圆柱形。节处较硬，节间有纵皱纹。

性味归经

甘，寒。归肺、胃经。

功能主治

清热泻火，生津止渴，除烦，止呕，利尿。用于热病烦渴，肺热咳嗽，肺痈吐脓，胃热呕哕，热淋涩痛。

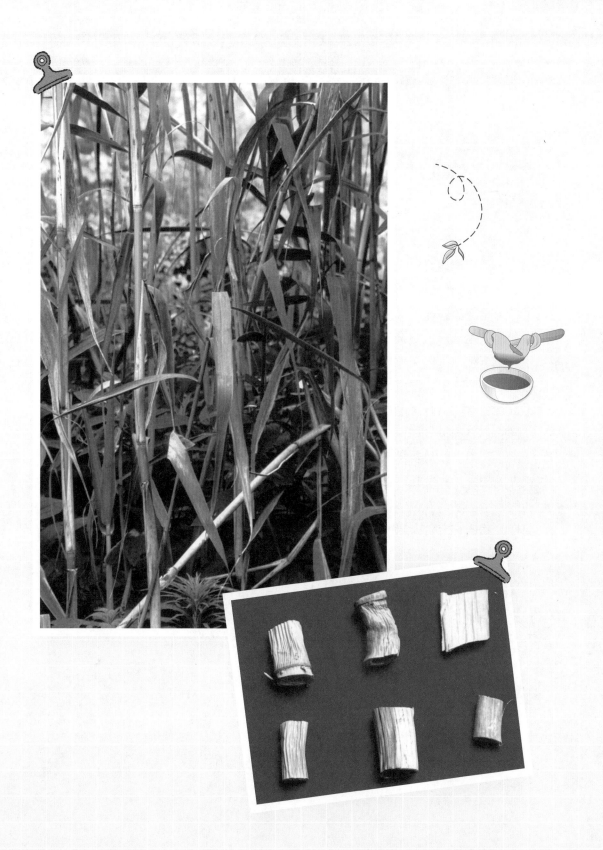

祛风湿药

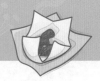

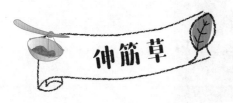

传说，宋代良臣李东杰，以秉性刚直，为官清廉，善待百姓而知名。一年夏天，县里遭遇大旱，农田产量大减，乞讨难民大增。李东杰心急如焚，他一面上书朝廷减免赋税，一面开仓放粮赈济灾民。好不容易熬过了这个夏季，到了冬天又逢暴雪连天，百姓生活再次陷入困境，不断有百姓饿死、冻死。为减少悲剧发生，李东杰亲自带领各级官员把粮食和柴草送到每村每户家中。这个冬天，李东杰每日宵衣旰（gàn）食，翻山越岭，蹚雪涉水，最终因劳累和饥寒诱发了原有的风湿骨病。一次送粮途中，他突然双腿疼痛难忍，无法伸直行走，就在这时，有个老药农走上前来，说道："大人的腿是为我们穷苦百姓才这样的。老夫世代在这山里采药，知道有一种药或许可治疗大人的腿疾，不妨一试。"说完就从背篓里拿了一把草药出来，煎水给李大人喝。几天之后，李大人的腿疼果然减轻许多，膝盖能伸直了，也能下床走路了。李东杰便问这草药的名字。老药农说："当地叫'山猫儿'。"李东杰觉得不好听，为了说明药性，就把它定名为叫"伸筋草"。

药材性状

本品匍匐茎呈细圆柱形，略弯曲，长可达2米，直径1~3毫米，其下有黄白色细根；直立茎作二叉状分枝。叶密生茎上，螺旋状排列，皱缩弯曲，线形或针形，长3~5毫米，黄绿色至淡黄棕色，无毛，先端芒状，全缘，易碎断。质柔软，断面皮部浅黄色，木部类白色。气微，味淡。

性味归经

微苦、辛，温。归肝、脾、肾经。

功能主治

祛风除湿，舒筋活络。用于关节酸痛，屈伸不利。

来源

伸筋草为石松科植物石松*Lycopodium japonicum* Thunb. 的干燥全草。

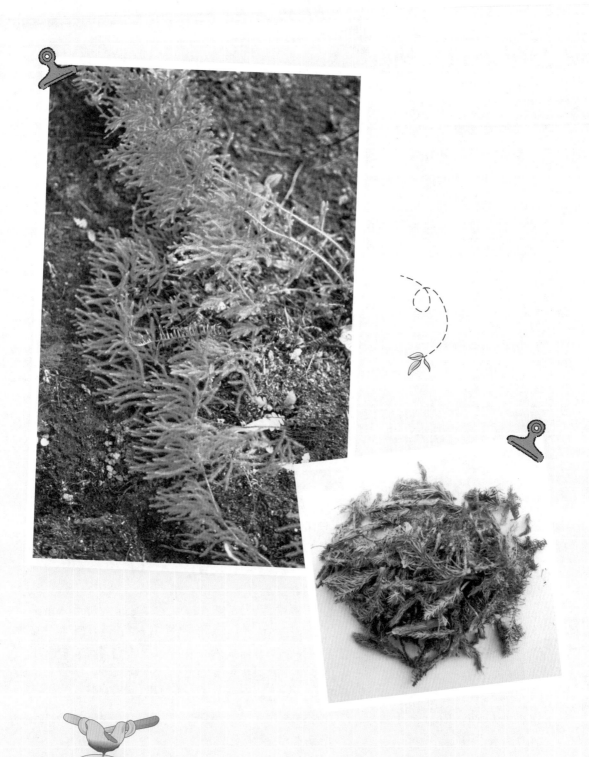

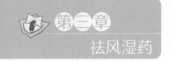

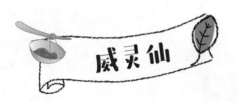

威灵仙

相传，唐代初期有一个做大买卖的商人患风湿骨病，手足麻木，筋脉拘挛，关节不能自由屈伸，遍求名医总是无效，亲邻好友均是一筹莫展。有人提出，让他到街坊上，将病情写在布上贴于背部求医。几日后，一位老和尚路过，看到这个情景，心生怜悯，于是在给商人诊脉察苔后，给他开出了一味草药。商人连服数剂，疼痛果然消失，并能直立行走了。商人自然是大喜过望，盛赞此药威灵显赫，效如神仙，因而称它为"威灵仙"，从此威灵仙善治骨痹之名逐渐传开。

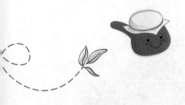

来源

威灵仙为毛茛科植物威灵仙*Clematis chinensis* Osbeck、棉团铁线莲*Clematis hexapetala* Pall.或东北铁线莲*Clematis manshurica* Rupr.的干燥根和根茎。

药材性状

威灵仙根茎呈柱形，长1.5~10厘米，直径0.3~1.5厘米；表面淡棕黄色；顶端残留茎基；质较坚韧，断面纤维性；下侧着生多数细根。根呈细长圆柱形，稍弯曲，长7~15厘米，直径1~3毫米；表面黑褐色，有细纵纹，有的皮部脱落，露出黄白色木部；质坚脆，易折断，断面皮部较广，木部淡黄色，略呈方形，皮部与木部间常有裂隙。气微，味淡。

性味归经

辛、咸，温。归膀胱经。

功能主治

祛风湿，通经络。用于风湿痹痛，肢体麻木，筋脉拘挛，屈伸不利。

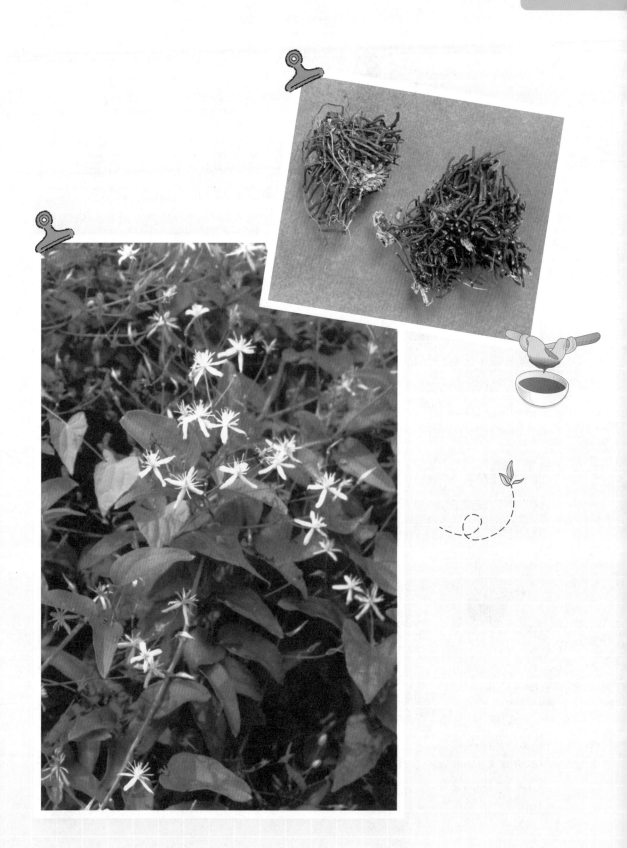

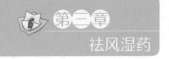

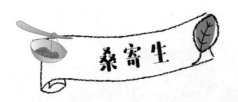

桑寄生

传说，从前北山下有个财主得了风湿病，腰膝酸痛、行动艰难，平日里都是让家里的小长工到南山的药农那里去替他拿药回来医治，但是疗效也不是太好。一来二去地冬天来了，这一日风雪下得特别大，小长工有点偷懒不想走那么远去取药，他走到村口，抬头忽然看见路边的一棵老桑树上寄生长着一些小树枝条，似乎和平素所取的草药差不多的样子。他脑筋一转，想着反正从药农那里拿的药效果也不是太好，这些草药样子也差不多，要不我就把这些小树枝条带回去交差吧，也省得大冷天的跑那么远的路了。于是，他爬到树上，撅了几根小树枝带了回去。财主得到了这包"药"，照旧让人煎煮来喝了，小长工看财主喝了没有什么坏处，于是更不想去药农家取药了，每隔两日就只管去撅一把老桑树上的细枝条回来交差。冬去春来，财主的病居然完全好了。南山的药农听说后很是奇怪，一冬天没来取药，他是吃了什么好的呢？药农就来找财主。他刚走到财主门外，正好碰见小长工，小长工生怕药农见了财主后，自己就露馅了，准得挨打，急忙将前后经过讲了出来并央求药农替他保密。药农批评了他这种鲁莽的行为，但也对这种小树枝子产生了浓厚的兴趣，经过试验，这种小树枝果真是治疗风湿病的良药。因为这种小树枝是寄生在桑树上的，药农就给它取了个名字叫"桑寄生"。

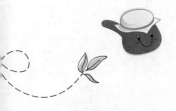

来源

桑寄生为桑寄生科植物桑寄生 *Taxillus Chinensis*（DC.）Danser 的干燥带叶茎枝。

药材性状

本品茎枝呈圆柱形，长3~4厘米，直径0.2~1厘米；表面红褐色或灰褐色，具细纵纹，并有多数细小突起的棕色皮孔，嫩枝有的可见棕褐色茸毛；质坚硬，断面不整齐，皮部红棕色，木部色较浅。叶多卷曲，具短柄；叶片展平后呈卵形或椭圆形，长3~8厘米，宽2~5厘米；表面黄褐色，幼叶被细茸毛，先端钝圆，基部圆形或宽楔形，全缘；革质。气微，味涩。

性味归经

苦、甘，平。归肝、肾经。

功能主治

祛风湿，补肝肾，强筋骨，安胎元。用于风湿痹痛，腰膝酸软，筋骨无力，崩漏经多，妊娠漏血，胎动不安，头晕目眩。

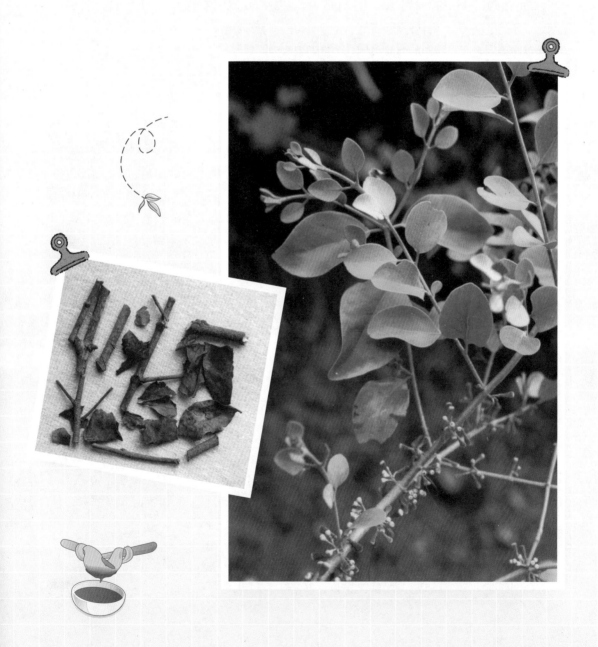

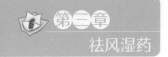

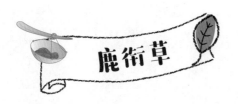

相传，古时有一头小梅花鹿被猎人追捕，慌乱之中，闯进了一户山民的家中。

正在纺纱的主妇看到惊恐万状的小梅花鹿，知其必有急难，马上把它抱起藏入自己的膝下，用裙子掩盖好，若无其事地继续纺纱。

过了一会儿，猎人追到这家，询问并寻找一番后，因不见小梅花鹿，只好离去。

小梅花鹿从主妇的裙子下钻出来，两眼饱含感激的泪水，久久不愿离去。主妇端了米汤，喂小梅花鹿饮下，把它抱出门外，让它返回树林里。

后来，主妇因产后失血过多，身体极其虚弱，虽多方求医，均未见效。正在危难之际，那小梅花鹿口含一束草药，突然奔进门来，它把草药吐在主妇的手中便离去了。主妇领会此草药必然与自己的疾病有关，于是将草药煎汁内服，果然药到病除。从此，这种由报恩之鹿衔含在口中带来的治病草药就得名为"鹿含草"或"鹿衔草"了。

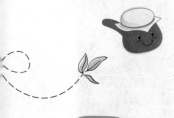

来源

鹿衔草为鹿蹄草科植物鹿蹄草 *Pyrola calliantha* H. Andres 或普通鹿蹄草 *Pyrola decorata* H. Andres 的干燥全草。

药材性状

本品根茎细长。茎圆柱形或具纵棱，长 10 ~ 30 厘米。叶基生，长卵圆形或近圆形，长 2 ~ 8 厘米，暗绿色或紫褐色，先端圆或稍尖，全缘或有稀疏的小锯齿，边缘略反卷，上表面有时沿脉具白色的斑纹，下表面有时具白粉。总状花序有花 4 ~ 10 余朵；花半下垂，萼片 5，舌形或卵状长圆形；花瓣 5，早落，雄蕊 10，花药基部有小角，顶孔开裂；花柱外露，有环状突起的柱头盘。蒴果扁球形，直径 7 ~ 10 毫米，5 纵裂，裂瓣边缘有蛛丝状毛。气微，味淡，微苦。

性味归经

甘、苦，温。归肝、肾经。

功能主治

祛风湿，强筋骨，止血，止咳。用于风湿痹痛，肾虚腰痛，腰膝无力，月经过多，久咳劳嗽。

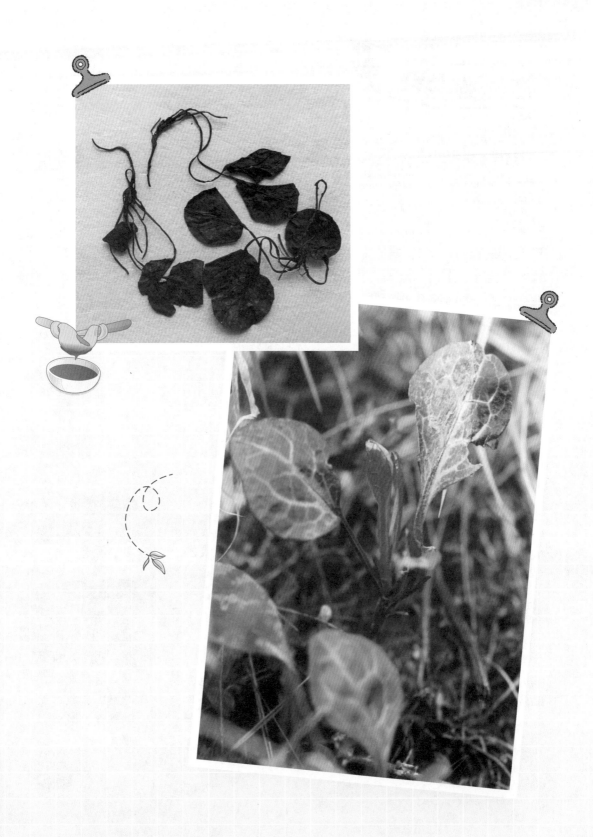

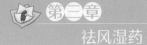
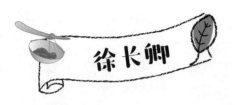

徐长卿

据传，唐代贞观年间，太宗皇帝李世民外出打猎，不慎被毒蛇咬伤，病情一度十分危重。御医们用了许多方法，均不见效，只得张榜招贤。民间郎中徐长卿采药路过，觉得自己有把握治好李世民的病，便揭榜进宫。他把采来的"蛇痢草"取三两煎好，一日两次让李世民服下，余下的药液用于外洗。李世民连着内服外用三日，病情果真迅速痊愈了。他高兴地询问药名，徐长卿却吞吞吐吐地答不上话。原来，李世民被蛇咬伤后，下了一道禁说"蛇"字的圣旨。站在一旁的丞相魏征急中生智，为徐长卿解围："徐先生，这草药生于山野，尚无名字，不如请皇上赐名。"李世民听后不假思索地说："是徐先生用这草药治好了朕的病，就将此药赐名'徐长卿'吧。"皇帝金口玉言，中草药"徐长卿"的名字也因此传开了。

药材性状

本品根茎呈不规则柱状，有盘节，长0.5~3.5厘米，直径2~4毫米。有的顶端带有残基，细圆柱形，长约2厘米，直径1~2毫米，断面中空；根茎节处周围着生多数根。根呈细长圆柱形，弯曲，长10~16厘米，直径1~1.5毫米。表面淡黄白色至淡棕黄色或棕色，具微细的纵皱纹，并有纤细的须根。质脆，易折断，断面粉性，皮部类白色或黄白色，形成层环淡棕色，木部细小。气香，味微辛凉。

性味归经

辛，温。归肝、胃经。

功能主治

祛风，化湿，止痛，止痒。用于风湿痹痛，胃痛胀满，牙痛，腰痛，跌扑伤痛，风疹，湿疹。

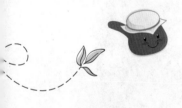

来源

徐长卿为萝藦科植物徐长卿*Cynanchum paniculatum* (Bge.) Kitag. 的干燥根和根茎。

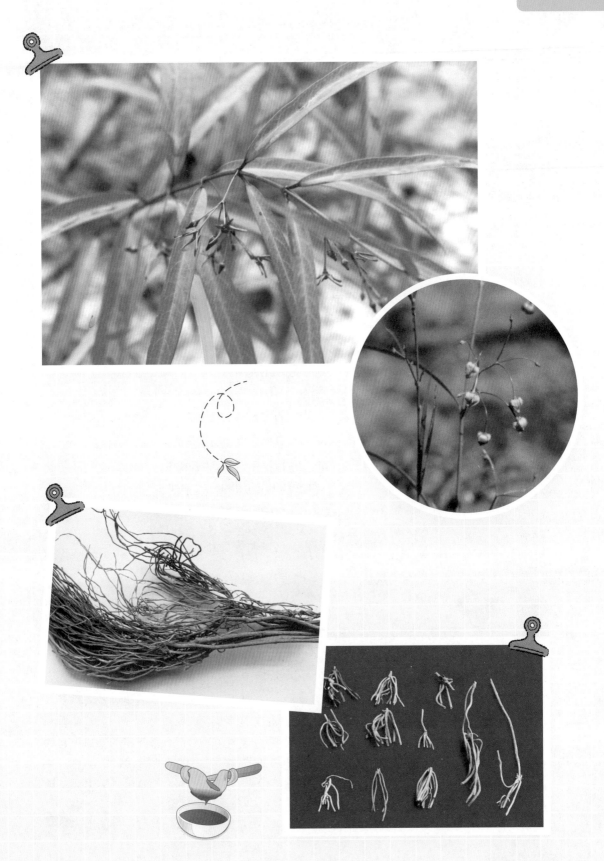

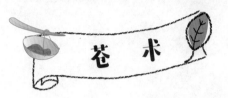

苍 术

传说，茅山上能人异士很多，观音庵里就有个很会看病的老尼姑，她懂得不少中草药，山里山外的人得了病，常到观音庵求医。

这一日，又来了一个求医问药的穷苦老人，可不凑巧的是，老尼姑刚好外出了，常常帮老尼姑上山采药的小尼姑可怜老人腿脚不方便，来一趟不容易，就从老尼姑常用的草药里抓了一把开白花的草药送给了老人："大爷，你先拿回去吃吃看吧。"可是，等老人一走，小尼姑的心又不安了："大爷到底是什么病啊，我给的草药能治他的病吗？可千万别吃坏了人呀！"过了些日子，老人又找了回来，竟然是专门回来道谢的，他对已经回来的老尼姑千恩万谢地说："多亏你们那位小菩萨，她把我多年的足膝病给治好了。"老尼姑得知事情的前因后果之后，十分严厉地批评了小尼姑，告诉她治病是大事，绝对不能随意。小尼姑承认了错误并认真地向老尼姑讨教了那种开着白花的草药，原来它叫"苍术（zhú）"。心知这次治好老人只是自己撞了大运了的小尼姑下定决心以后一定要刻苦学习，从此小尼姑日夜跟随老尼姑师傅钻研医术，日后真的成为了一名水平高超的大医家。

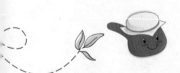

来源

苍术为菊科植物茅苍术Atractylodes lancea (Thunb.) DC.或北苍术Atractylodes chinensis (DC.) Koidz.的干燥根茎。

药材性状

茅苍术呈不规则连珠状或结节状圆柱形，略弯曲，偶有分枝，长3～10厘米，直径1～2厘米。表面灰棕色，有皱纹、横曲纹及残留须根，顶端具茎痕或残留茎基。质坚实，断面黄白色或灰白色，散有多数橙黄色或棕红色油室，暴露稍久，可析出白色细针状结晶。气香特异，味微甘、辛、苦。

性味归经

辛、苦，温。归脾、胃、肝经。

功能主治

燥湿健脾，祛风散寒，明目。用于湿阻中焦，脘腹胀满，泄泻，水肿，脚气痿躄，风湿痹痛，风寒感冒，夜盲，眼目昏涩。

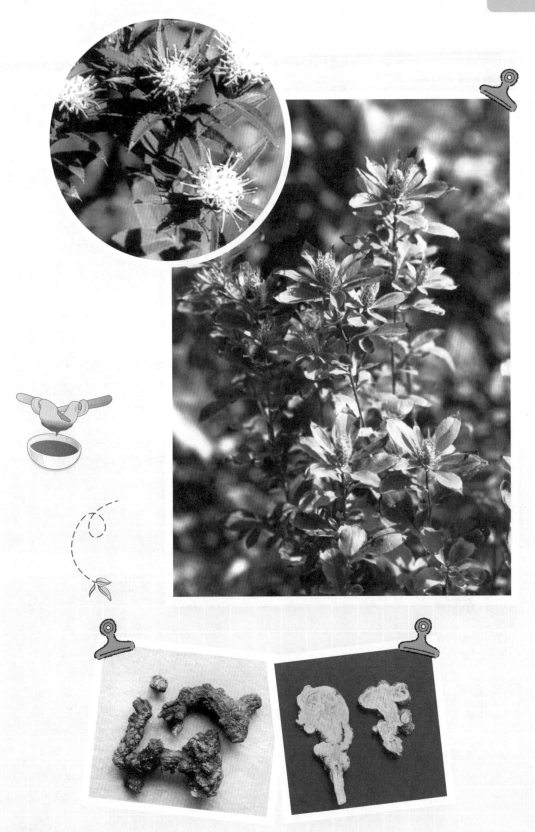

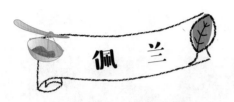

佩 兰

　　传说，从前有一户人家，哥哥从军出征了，家里只剩下了姑嫂二人，嫂子叫佩兰，小姑叫藿香，两人互敬互爱，相依为命。一年夏天，佩兰不幸中了暑热，头痛眩晕，心悸恶心。藿香把嫂子扶上床后说："哥哥在家时，教我认识过两种祛暑解热的草药，我上山挖些回来煎汤给嫂子喝吧！""那可不成！你一个小姑娘家，怎么能一个人出门呢。"但小姑一心想给嫂嫂治病，还是女扮男装进山去了。一直到天黑嫂子才看见小姑回来，可藿香一进门就跌倒在地。佩兰挣扎着下床去搀藿香："妹妹呀！你这是怎么啦？"藿香有气无力地说："我被毒蛇咬了。"佩兰赶紧扒下藿香的鞋袜，看见小姑的脚面又红又肿，连小腿也肿得变粗了。"哎唷！这还得了，得赶紧把毒血吸出来才成啊！""嫂子，别吸了，怕你也要中毒啊！"佩兰紧紧吸住小姑的脚说道："要死咱俩一块儿死，要活咱俩一块儿活！"

　　为了纪念这对情深的姑嫂，后来人们就把这两种善治暑热的草药以她们的名字命名，圆叶粗茎的叫作"藿香"，尖叶细茎的叫作"佩兰"。神奇的是，这两种草药配合在一起使用的话，其功效就会大大提升呢。

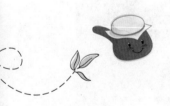

来源

　　佩兰为菊科植物佩兰 *Eupatorium fortunei* Turcz. 的干燥地上部分。

药材性状

　　本品茎呈圆柱形，长30～100厘米，直径0.2～0.5厘米；表面黄棕色或黄绿色，有的带紫色，有明显的节及纵棱线；质脆，断面髓部白色或中空。叶对生，有柄，叶片多皱缩、破碎，绿褐色；完整叶片3裂或不分裂，分裂者中间裂片较大，展平后呈披针形或长圆状披针形，基部狭窄，边缘有锯齿；不分裂者展平后呈卵圆形、卵状披针形或椭圆形。气芳香，味微苦。

性味归经

　　辛，平。归脾、胃、肺经。

功能主治

　　芳香化湿，醒脾开胃，发表解暑。用于湿浊中阻，脘痞呕恶，口中甜腻，口臭，多涎，暑湿表证，湿温初起，发热倦怠，胸闷不舒。

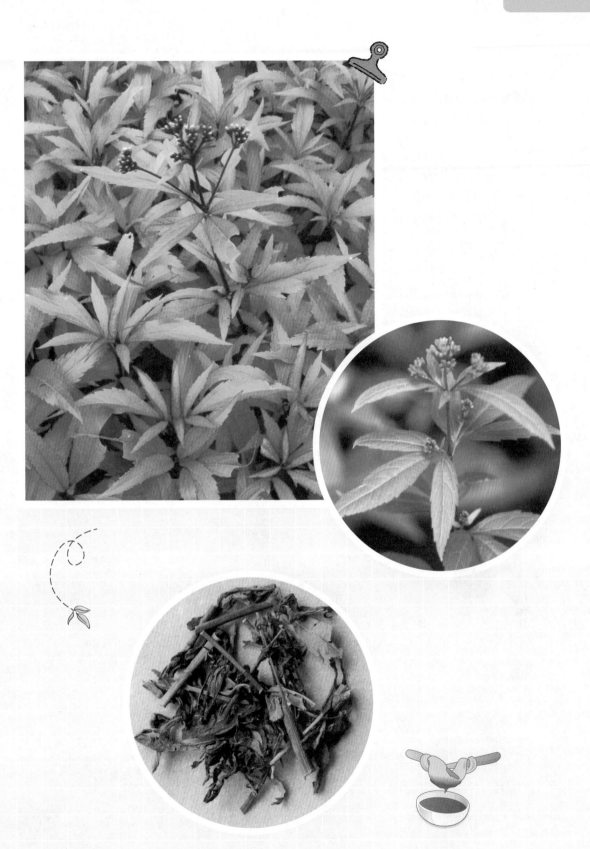

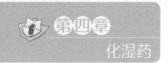

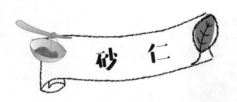

相传，古时候广东省阳春县曾发生过一次范围较广的牛瘟，全县境内方圆数百里的耕牛，一头接着一头地病死，大家都非常着急。后来发现在蟠龙镇金花坑一带的耕牛全都好好的，不仅没有发病，而且头头臕肥体壮。当地县令感到十分惊讶，便召集这一带的老农和牧童，查问他们每日在哪里放牧，牛吃些什么草。老农和牧童们纷纷回答说："我们全在金花坑放牧，那里生长一种很特别的草，牛很喜欢吃。"县令听后，就和他们一同到金花坑，看见那里漫山遍野地生长着一种叶子散发浓郁芳香、根部发达结果实的草。县令将其连根拔起，摘下几粒果实，放到嘴里嚼了嚼，一股带有香、甜、酸、苦、辣的气味入了脾胃，吃完之后感到十分舒畅。县令将这种草尝试着推广到全县范围内给病牛喂食，果然治好了不少牛的瘟病。其后有人提议，这种草既然可以治牛瘟，或许也能治人的病呢？果不其然，一些因受了风寒引起胃脘胀痛，不思饮食，连连呃逆的人吃了这种草的果实之后，病情很快就好了很多。后来，人们又将这种草移植到房屋前后，进行栽培，久而久之成为一味常用的中药，这就是"砂仁"。

药材性状

本品呈椭圆形或卵圆形，有不明显的三棱，长1.5～2厘米，直径1～1.5厘米。表面棕褐色，密生刺状突起，顶端有花被残基，基部常有果梗。果皮薄而软。种子集结成团，具三钝棱，中有白色隔膜，将种子团分成3瓣，每瓣有种子5～26粒。种子为不规则多面体，直径2～3毫米，表面棕红色或暗褐色，有细皱纹，外被淡棕色膜质假种皮；质硬，胚乳灰白色。气芳香而浓烈，味辛凉、微苦。

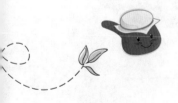

来源

砂仁为姜科植物阳春砂 *Amomum villosum* Lour. 的干燥成熟果实。

性味归经

辛，温。归脾、胃、肾经。

功能主治

化湿开胃，温脾止泻，理气安胎。用于湿浊中阻，脘痞不饥，脾胃虚寒，呕吐泄泻，妊娠恶阻，胎动不安。

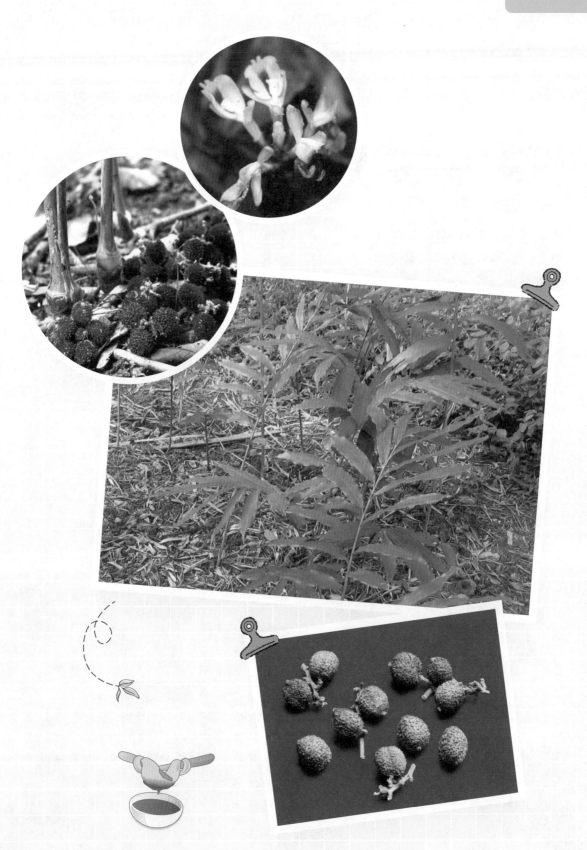

第五章

利水渗湿药

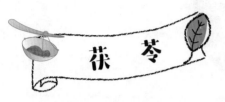

茯苓

相传，从前有名何员外家里仅有一个女儿名叫小玲，小玲自幼体弱多病，吃了许多补品仍未见有改善，人长得很是消瘦。这一年，何员外雇了一个壮实青年料理家务，名叫小伏，小伙子人长得精神、心地善良，又很勤快，何员外的女儿暗暗地喜欢上了他。何员外知道后，认为俩人门不当户不对，不能结亲，就想棒打鸳鸯拆散他们。小伏和小玲得知此事后，一起从家里逃了出来，住进了山里的一个小村庄。一日，小伏进山为小玲采药，忽见前面有只野兔，他用箭一射，射中兔子后腿，兔子带着伤跑了，小伏紧追不舍，追到一片被砍伐的松林处，兔子忽然不见了。他四处寻找，发现在一棵松树旁，一个球形的东西上插着他的那支箭。当小伏拔起箭时，发现在棕黑色球体表皮裂口处露出里面白色的东西，他把这种东西挖回家，做熟了给小玲吃。第二日，小玲就觉得身体舒服多了，小伏非常高兴，经常挖这些东西给小玲吃，渐渐的，小玲原有的顽疾竟然痊愈了，人也逐渐长胖了起来。没过多久，小玲还生下了一个大胖小子，从此一家人相依为命，过上了其乐融融的幸福生活。因为这种药是小伏和小玲发现的，人们就把它称之为"伏玲"，后来人们把它加上草字头，就变为现在的中药"茯苓"了。

来源

茯苓为多孔菌科真菌茯苓 *Poria cocos* (Schw.) Wolf. 的干燥菌核。

药材性状

茯苓个呈类球形、椭圆形、扁圆形或不规则团块，大小不一。外皮薄而粗糙，棕褐色至黑褐色，有明显的皱缩纹理。体重，质坚实，断面颗粒性，有的具裂隙，外层淡棕色，内部白色，少数淡红色，有的中间抱有松根。气微，味淡，嚼之粘牙。

性味归经

甘、淡，平。归心、肺、脾、肾经。

功能主治

利水渗湿，健脾，宁心。用于水肿尿少，痰饮眩悸，脾虚食少，便溏泄泻，心神不安，惊悸失眠。

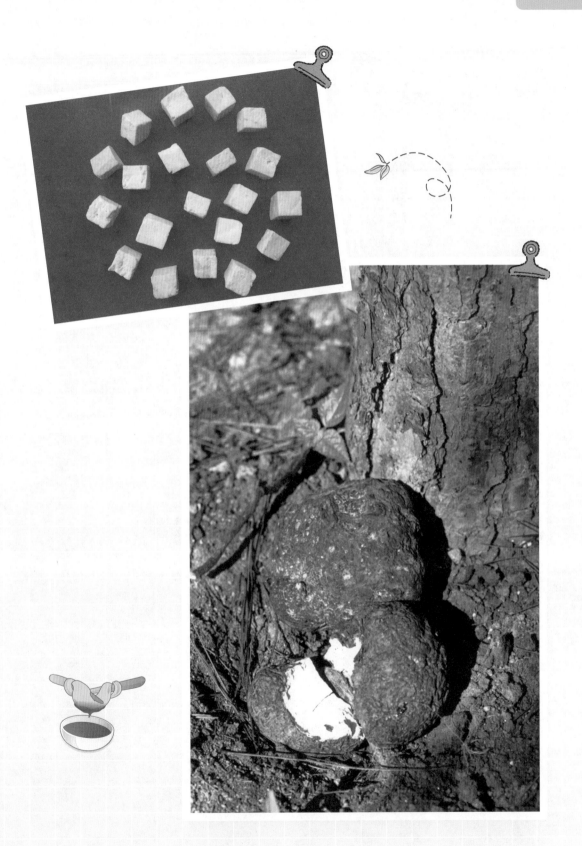

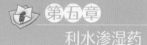

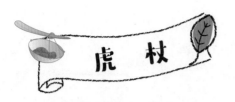

虎杖

　　四川历史文化名城阆中的城郊有座大佛寺，其石壁上刻着"虎溪"两个大字，据传与当年药王孙思邈在此用"虎杖"治愈了一只大老虎有关。

　　相传孙思邈当年在此地采药时，忽听见呻吟之声不绝于耳。他循声跨过山溪，发现溪边岩石上躺卧着一只已经有气无力的吊睛白额大老虎。老虎眼巴巴地张望着他，孙思邈走上前去，在老虎面前蹲下身来，此时老虎似乎通人性一样慢慢地将脚抬起，放在了他的膝上。孙思邈一见这虎腿又红又肿，就急忙从药囊中掏出一味草药来，捣碎并取山泉水调好，一半敷在老虎腿上，一半喂老虎吃下，几天后老虎的腿病就痊愈了。从此，这只老虎与孙思邈形影不离，后来竟成为他的坐骑。孙思邈骑着它跋山涉水采药，如履平地，连拐杖都不用了。孙思邈给老虎治好腿疾的事一下子传了开来，后人为了纪念他，在大佛寺里建了药王殿，又把那味给老虎治伤的草药命名为"虎杖"。

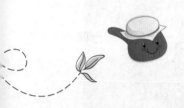

来源

　　虎杖为蓼科植物虎杖 *Polygonum cuspidatum Sieb.et Zucc.* 的干燥根茎及根。

药材性状

　　本品多为圆柱形短段或不规则厚片，长1～7厘米，直径0.5～2.5厘米。外皮棕褐色，有纵皱纹及须根痕，切面皮部较薄，木部宽广，棕黄色，射线呈放射状，皮部与木部较易分离。根茎髓中有隔或呈空洞状。质坚硬，气微，味微苦、涩。

性味归经

　　微苦，微寒。归肝、胆、肺经。

功能主治

　　利湿退黄，清热解毒，散瘀止痛，止咳化痰。用于湿热黄疸，淋浊，带下，风湿痹痛，痈肿疮毒，水火烫伤，经闭，癥瘕，跌打损伤，肺热咳嗽。

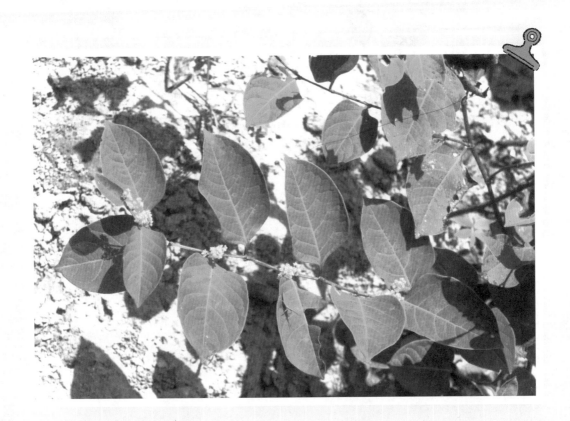

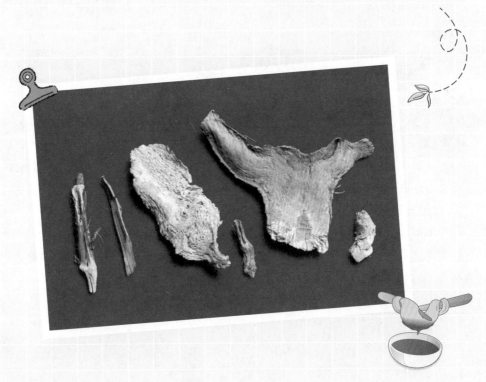

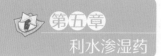

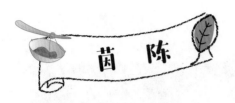

相传，从前有一个黄痨病患者，全身皮色发黄，眼睛凹陷，瘦得不成样子，眼看就要活不下去了。这年恰恰又遇上了春荒没粮，他只能天天吃些野草充饥。可没想到的是，天天依赖野草度日的他，非但没有饿死，身体还变得比以前强壮了。过了一段时日，县里的大夫闻讯后疑惑地前来询问："你是吃了什么药吗？"患者没说什么，只是带他走到山坡上，指向一片野草，大夫一看，说道："这不是青蒿吗，莫非能治黄痨病？"于是，大夫就用青蒿试着给黄痨病患者下药治病。但一连试了几次，患者吃了没一个见好的，细心的大夫想来想去，怀疑此药的药性与采摘的时节可能有关。于是到了第二年开春，大夫又采了许多青蒿试着给黄痨病患者吃，这回草药灵验了！更神奇的是，过了春天以后，再采的青蒿就又不能治病了。等到第三年，大夫逐月把青蒿采来，给患者试着吃，结果发现，只有幼嫩的茎叶可以入药治黄痨病，尤以三月间的为佳。为了使人们加以区别，大夫把可以入药的幼嫩青蒿取名叫"茵陈"。

来源

茵陈为菊科植物滨蒿 *Artemisia scoparia* Waldst.et Kit. 或茵陈蒿 *Artemisia capillaris* Thunb. 的干燥地上部分。春季采收的习称"绵茵陈"，秋季采割的称"花茵陈"。

药材性状

绵茵陈多卷曲成团状，灰白色或灰绿色，全体密被白色茸毛，绵软如绒。茎细小，长1.5～2.5厘米，直径1～2毫米，除去表面白色茸毛后可见明显纵纹；质脆，易折断。叶具柄；展平后叶片呈一至三回羽状分裂，叶片长1～3厘米，宽约1厘米；小裂片卵形或稍呈倒披针形、条形，先端锐尖。气清香，味微苦。

性味归经

苦、辛，微寒。归脾、胃、肝、胆经。

功能主治

清利湿热，利胆退黄。用于黄疸尿少，湿温暑湿，湿疮瘙痒。

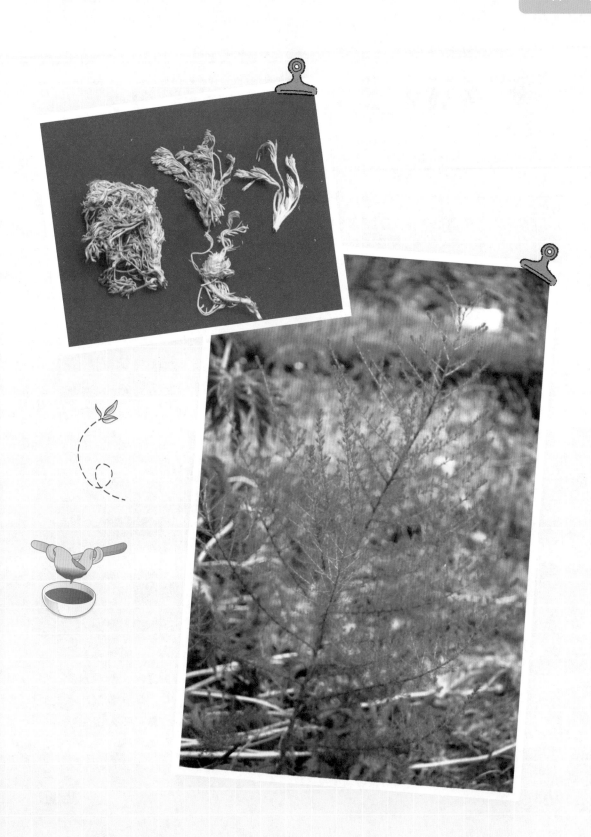

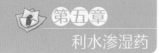

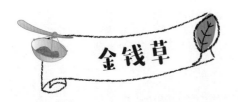
金钱草

传说，三国时期在农村有一对夫妻，两人相亲相爱，感情非常好。一日，平时身体强壮的丈夫忽然肋下出现刀扎般的剧痛，请来郎中诊治也没有效果，没过几天竟活活痛死了。悲痛万分的农妇请来大夫做了尸体解剖，发现农夫胆内有一颗小石子，就是这么一颗小石头害了自己丈夫的性命啊！悲伤不已的农妇为了怀念丈夫，织了个网兜把结石装进兜子里并挂在脖子上，日夜不离，上山割草亦不解下。有一日，农妇无意中发现那块结石小了许多，她想不出来是什么原因，再观察了一段时间她发现石头又小了许多，这让她感到很惊奇。

此事传到了城里一位大夫耳中，大夫认为，可能是农妇在山上砍柴或割草时，接触到了一种能化石头的草药，便和农妇一起上山，对她割下的草按类别分开，再把那石子放在每种草上试验，果然发现一种草能化胆石。后来，大夫就用这种草来治疗结石病，临床效果很好。又因为此草的叶近圆形，如旧时的铜钱，所以大家都叫它"金钱草"。

药材性状

本品常缠结成团。无毛或被疏柔毛，茎扭曲，表面棕色或暗红色，有纵纹，在下部茎节上有时具须根，断面实心。叶对生，多皱褶，展开后呈宽卵形或心形，长1～4厘米，宽1.5厘米，基部微凹，全缘，上表面灰绿色或棕褐色，下表面色较浅，主脉明显突起。用水浸泡后，对光透视可见黑色或褐色条纹，叶柄长1～4厘米，有的带花，花黄花，单生叶腋，具长梗。蒴果球形。气微，味淡。

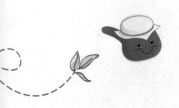
来源

金钱草为报春花科植物过路黄*Lysimachia christinae* Hance 的干燥全草。

性味归经

甘、咸，微寒。归肝、胆、肾、膀胱经。

功能主治

利湿退黄，利尿通淋，解毒消肿。用于湿热黄疸，胆胀胁痛，石淋，热淋，小便涩痛，痈肿疔疮，蛇虫咬伤。

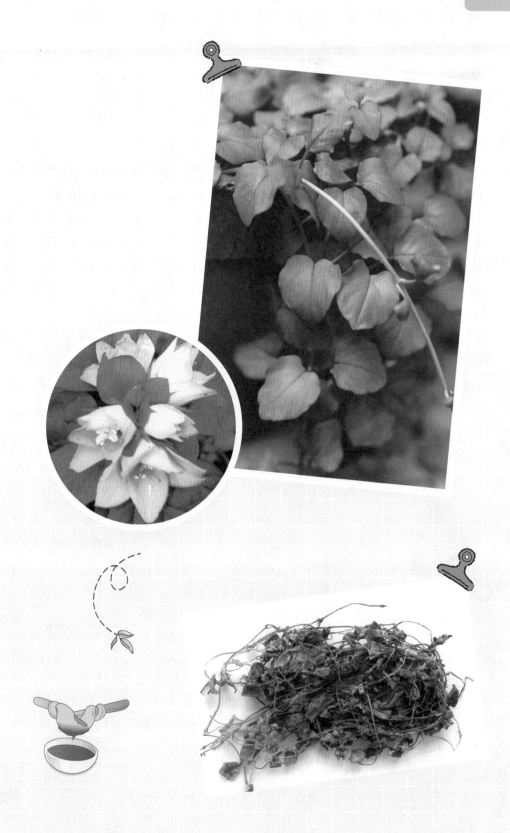

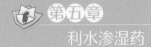

车前草

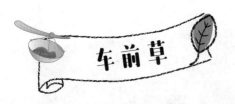

相传，西汉时有一位马武将军，在一次作战中，被敌人围困在一处荒无人烟之地，粮草将尽，水源匮乏，战情很是被动。可偏偏在此危急之际，屋漏偏逢连夜雨，全军的将士和战马都得了膀胱"湿热症"，腹胀如鼓，小便如血，滴沥不尽，很是狼狈。就在大家束手无措的时候，一日，马夫突然发现有很多战马不尿血了，精神也比之前好了起来。发生了什么事吗？马夫惊奇之余，查探看见马车前边的一片青草全被马吃光了，难道此草能治病？灵机一动的马夫立刻就拔了一些草去煮来饮用。说来也神奇，喝了这种草煎煮的汤水之后，马夫小便容易多了，滴沥的情况消失了，颜色正常了，也不痛了。马夫很兴奋地将此情况禀报了马武将军，马武将军就问马夫这种神奇的草哪里还有？马夫随手一指："马车前到处都是！"于是马武将军让人和马都食用此草，几日后人和马的病情都得到了明显的缓解，士气大振的部队趁机发起了一波反攻，击破了敌军的包围，终于解困。返回京城之后，马武将军回想起这种神奇的草，想到它是在马车前被发现的，便传令下去，以后就把此草叫"车前草"吧。

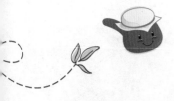

来源

车前草为车前科植物车前 *Plantago asiatica* L. 或平车草 *Plantago depressa* Willd. 的干燥全草。

药材性状

车前根丛生，须状。叶基生，具长柄；叶片皱缩，展平后呈卵状椭圆形或宽卵形，长6～13厘米，宽2.5～8厘米；表面灰绿色或污绿色，具明显弧形脉5～7条；先端钝或短尖，基部宽楔形，全缘或有不规则波状浅齿。穗状花序数条，花茎长。蒴果盖裂，萼宿存。气微香，味微苦。

性味归经

甘，寒。归肝、肾、肺、小肠经。

功能主治

清热利尿通淋，祛痰，凉血，解毒。用于热淋涩痛，水肿尿少，暑湿泄泻，痰热咳嗽，吐血衄血，痈肿疮毒。

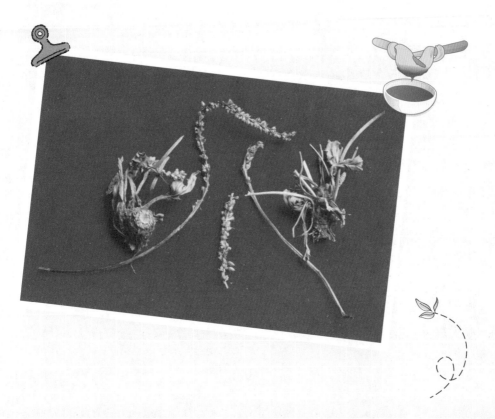

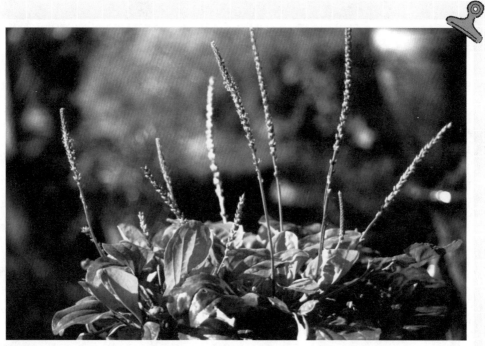

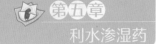

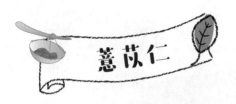
薏苡仁

相传，东汉时期马援（伏波将军）有一次带兵去南疆平乱，因水土不服，军中士兵病者甚多。体恤下情的伏波将军多方探寻，得知当地民间有种用薏苡仁来治病的方法，试用之后，士兵们果然药到病除，疗效甚佳。平定南疆凯旋时，伏波将军仍念念不忘薏苡仁这种良药，于是，他就随军带回了几车薏苡仁，想要推广到内地栽种应用。谁知马援死后，一些无赖之徒惹是生非，向朝廷诬告，说马援无视国法，搜刮到大量珍珠。皇上下旨彻查，终于发现，诬告之人所谓马援搜刮的大量珍珠，其实就是当年伏波将军带回来的几车薏苡仁。这一事件，后人称之为"薏苡之谤"，引申出了一个"薏苡明珠"的成语，指无端受人诽谤而蒙冤的意思。唐代大诗人白居易也曾写有"薏苡谗忧马伏波"的诗句。

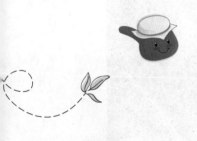

药材性状

本品呈宽卵形或长椭圆形，长4~8毫米，宽3~6毫米。表面乳白色，光滑，偶有残存的淡黄褐色种皮；一端钝圆，另一端较宽而微凹，有1淡棕色点状种脐；背面圆凸，腹面有1条较宽而深的纵沟。质坚实，断面白色，粉性。气微，味微甜。

来源

薏苡仁为禾本科植物薏米 Coix lacryma-jobi L. var. mayuen (Roman.) Stapf 的干燥成熟种仁。

性味归经

甘、淡，凉。归脾、胃、肺经。

功能主治

利水渗湿，健脾止泻，除痹，排脓，解毒散结。用于水肿，脚气，小便不利，脾虚泄泻，湿痹拘挛，肺痈，肠痈，赘疣，癌肿。孕妇慎用。

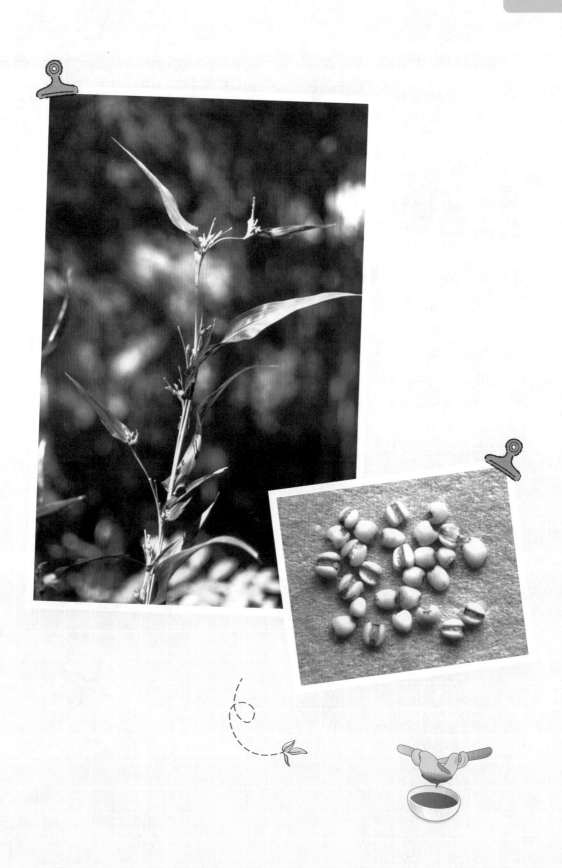

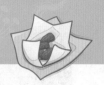

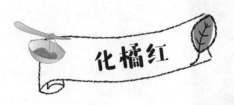

化橘红

相传，在远古年代，罗江流域山深林密，瘴疬之气甚盛，风寒之疫流行，死人无数，人们谈此无不色变。历经多年瘴疬之苦后，一位罗姓老人发现，用当地类似橘子的一种未熟的水果，烤焙后切片，煎汤给患者饮用，饮者即时可获痊愈。这种偶然得到的方法很快得以流行，从而造福了当地一方百姓。南朝宋元嘉九年，为纪念这位罗姓老人，朝廷将州府所在地改为"罗州县"，将贯穿州县南北的大江改为"罗江"。唐朝武德年间开始正式设"罗州"。为了纪念这位似仙非仙的老人，人们又把这种似橘非橘的树命名为"仙化橘红"。此后因化州盛产"仙化橘红"，后人就将化州所产的"仙化橘红"称为化州橘红，简称"化橘红"。

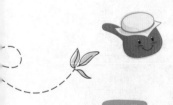

来源

化橘红为芸香科植物化州柚*Citrus grandis* 'Tomentosa' 或柚 *Citrus grandis* (L.) Osbeck的未成熟或近成熟的干燥外层果皮。

药材性状

本品呈对折的七角或展平的五角星状，单叶呈柳叶形。完整者展平后直径15～28厘米，厚2～5毫米。外表面黄绿色，密布茸毛，有皱纹及小油室；内表面黄白色或淡黄棕色，有脉络纹。质脆，易折断，断面不整齐，外缘有1列不整齐的下凹的油室，内侧稍柔而有弹性。气芳香，味苦、微辛。

性味归经

辛、苦，温。归肺、脾经。

功能主治

理气宽中，燥湿化痰。用于咳嗽痰多，食积伤酒，呕恶痞闷。

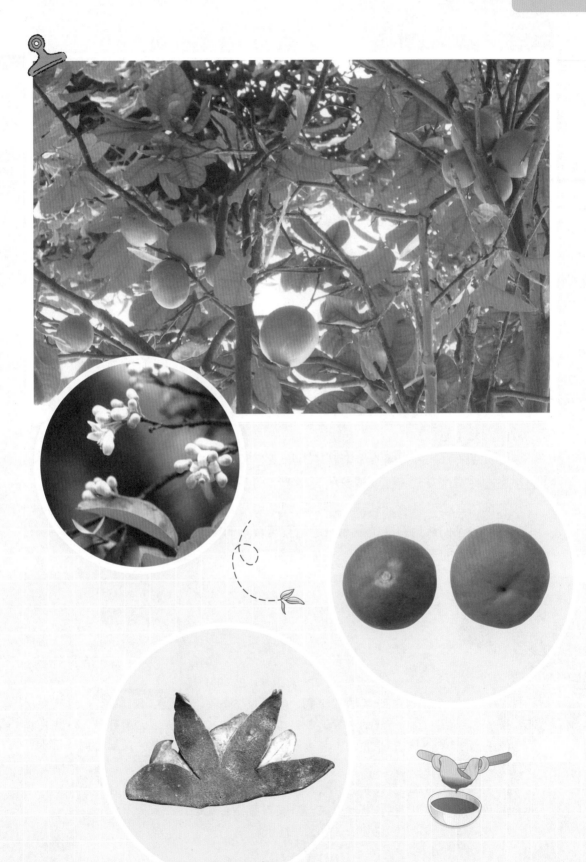

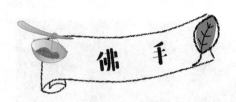

佛　手

传说，古时在金华山下，住着母子二人。母亲日渐衰老，还得了很重的心痛病，整日里胸痛不已。儿子极为孝顺，四处找寻名医给母亲治病，可是效果都不是很好。一日夜里，儿子梦见一位美丽的仙女，仙女赐给他一个果子。这个果子长得好像仙女的手，母亲拿这个果子闻了闻，病就好了。可是醒来一看，母亲还是生着病，原来只是一场梦，但是，倔强的儿子从此下定决心要找到梦中所见的那种果子。有一日，他看见一只美丽的仙鹤，一边舞一边歌："金华山上有金果，金果能救你母病。"听到仙鹤提示之后，儿子毅然独自一人爬上了金华山顶，只见山顶金花遍地，金果满枝，到处金光闪闪。一位美丽的女子飘然而来，正是梦中所见的仙女。仙女说道："你的孝心很感人，今天送你一只天橘，可治好你母亲的病。"儿子感激得不得了，还恳求仙女再赐给他一棵天橘苗，以便母亲天天能闻到天橘的香味，就可以永远解除病痛了，仙女欣然应允了他。

儿子回来后，将天橘给母亲服用，母亲心痛胸闷的症状很快就消失了。大喜过望的儿子也立刻将仙女赐给的天橘苗培植了下来，从此以后，整个山村的乡民，谁得了心痛胸闷的疾病，都会找到这里来，只要吃了这种仙橘，保证药到病除。乡亲们认为，这位仙女一定是救苦救难的观世音菩萨，而天橘的样子长得极像观音的玉手，就把它称之为"佛手"吧。

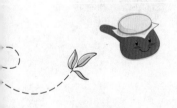

来源

佛手为芸香科植物佛手 *Citrus medica* L. var. *sarcodactylis* Swingle 的干燥果实。

药材性状

本品为类椭圆形或卵圆形薄片，常皱缩或卷曲。长6～10厘米，宽3～7厘米，厚0.2～0.4厘米。顶端稍宽，常有3～5个手指状的裂瓣，基部略窄，有的可见果梗痕。外皮黄绿色或橙黄色，有皱纹及油点。果肉浅黄白色或浅黄色，散有凹凸不平的线状或点状维管束。质硬而脆，受潮后柔韧。气香，味微甜后苦。

性味归经

辛、苦、酸，温。归肝、脾、胃、肺经。

功能主治

疏肝理气，和胃止痛，燥湿化痰。用于肝胃气滞，胸胁胀痛，胃脘痞满，食少呕吐，咳嗽痰多。

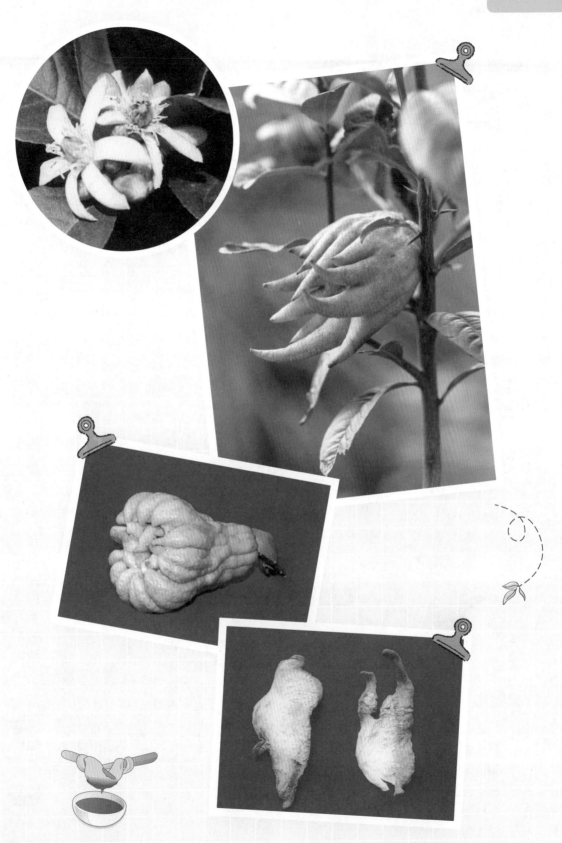

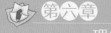
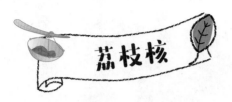

相传，一日白居易正在家中修改诗稿，有位南方的诗友来看望他，还带来一些刚成熟的荔枝。于是两人一边研究诗稿，一边品尝鲜美可口的南方佳果。这时，白居易的妻子春兰进来，看见桌子上摆着许多荔枝核，就包在一起，随手放在了桌子的抽屉里。一个月后，白居易因受凉得了疝气病，行动不便，春兰到郎中家取药，郎中问明病情后，把预先包好的中药给了春兰。春兰回到家，因为一时忙于做另外的家务活儿，没有立刻煎药，就顺手把中药放在了原先放荔枝核的抽屉里。过了一会忙完后，春兰从抽屉里拿出郎中包好的中药，打开一看，是几粒荔枝核。她忽然想起了自己存放的荔枝核，以为是拿错了，于是打开另一纸包，一看也是荔枝核。她思索了一会儿，难道荔枝核能治疝气病？

为了慎重起见，春兰又到郎中家询问。郎中说处方就是荔枝核，是治疝气病的良药，春兰这才熬了荔枝核水，让白居易服用。没过几日，白居易的疝气病就好了，果然荔枝核能治疗疝气病，从此，荔枝核就成为一味重要的中药流传了下来。

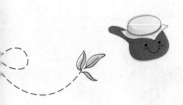

来源

荔枝核为无患子科植物荔枝 *Litchi chinensis* Sonn. 的干燥成熟种子。

药材性状

本品呈长圆形或卵圆形，略扁。长 1.5～2.2 厘米，直径 1～1.5 厘米。表面棕红色或紫棕色，平滑，有光泽，略有凹陷及细波纹。一端有类圆形黄棕色的种脐，直径约7毫米。质硬。子叶2，棕黄色。气微，味微甘、苦、涩。

性味归经

甘、微苦，温。归肝、肾经。

功能主治

行气散结，祛寒止痛。用于寒疝腹痛，睾丸肿痛。

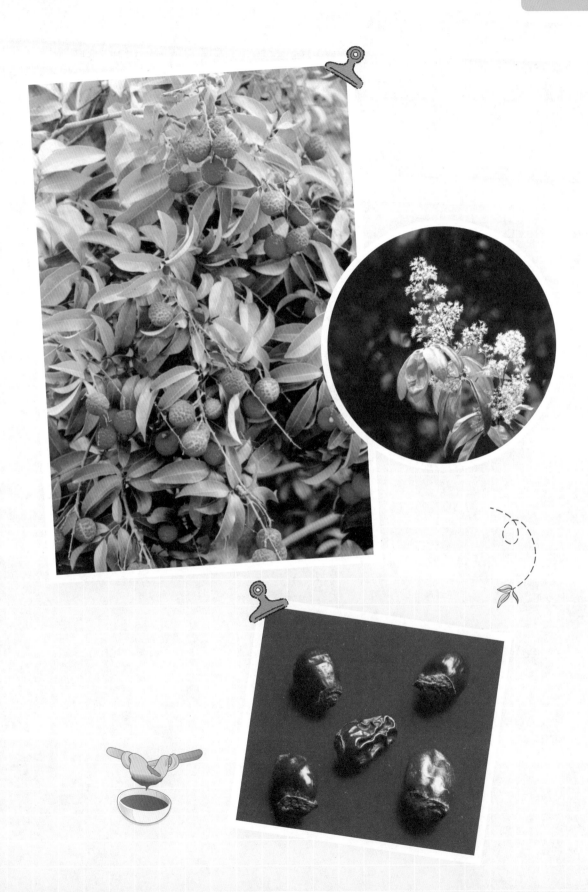

第七章

驱虫药

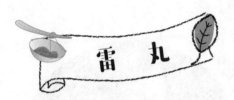

雷丸

传说，唐朝淮西有一个名叫杨典的人，中年得了一种奇怪的病，每次说话时，腹中都有回响。病程日久，回声也愈加剧烈，四方求医，总是无效。

有一次，一位老人告诉他："你患的是应声虫病，只要慢慢地读着中药书中的药名，让应声虫一味一味地回读，如果读到某种药，它不敢回声时，那就是能治好你的病的药物。"杨典闻言大喜，立刻就翻开中药书，恭恭敬敬地一味味地读下去。当他读到"雷丸"二字时，真的响声停止了，杨典大喜，即去药店买来雷丸，研末吞服，服后果然获愈。

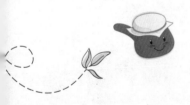

药材性状

本品为类球形或不规则团状，直径1～3厘米。表面黑褐色或棕褐色，有略隆起的网状细纹。质坚实，不易破裂，断面不平坦，白色或浅灰黄色，常有黄白色大理石样纹理。气微、味微苦。嚼之有颗粒感，微带黏性，久嚼无渣。

来源

雷丸为白蘑科真菌雷丸*Omphalia lapidescens* Schroet. 的干燥菌核。

性味归经

微苦，寒。归胃、大肠经。

功能主治

杀虫消积。用于绦虫病，钩虫病，蛔虫病，虫积腹痛，小儿疳积。不宜入煎剂。

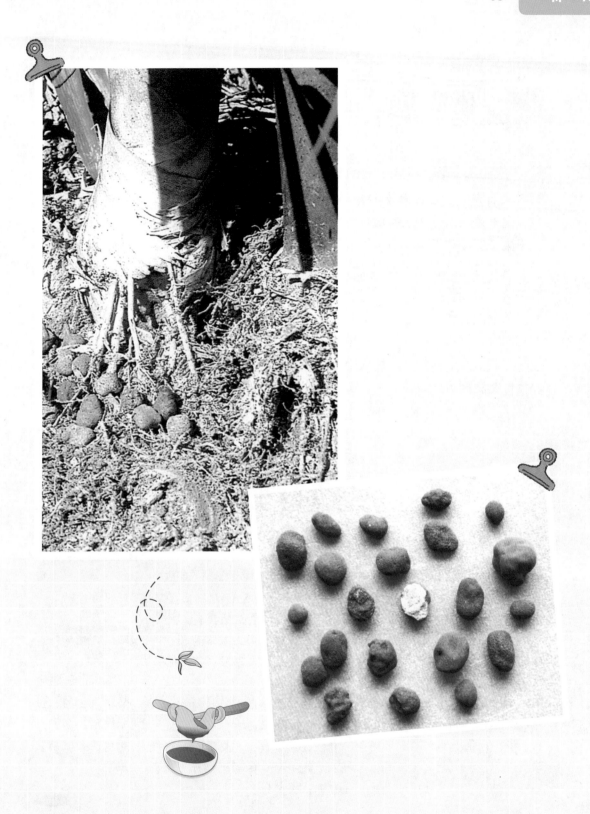

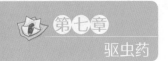

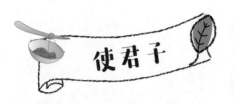

相传，有一日，受人尊敬的郎中郭使君，上山采药被一种结在藤状植物上的果实所吸引。这种果子形如山栀，又似诃子，去壳尝之，其味甘淡，气芳香，说不定能治疗什么疾病呢。于是郭使君摘下一些带回家去研究它的药性，由于果子还没有干透，他生怕放在家里时间久了会发霉，就把果子放在锅里炙炒，哪知这扑鼻的香味引来孙子的吵闹，非要吃几粒不可，爱孙心切的郭使君就给了孙子四五粒。稀奇的事情发生了，次日早晨，孙子解大便时竟排出了几条蛔虫。郭使君心想：莫非这果子能驱除蛔虫？于是，他再次给孙子服食了三四粒，果然，孙子又顺利排出了几条蛔虫。由此他得出结论，这果子能驱虫。以后他就用这种果子给求诊者驱虫，效果良好。后人为了纪念郭使君，就给这种药起名叫"使君子"。

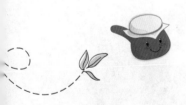

来源

使君子为使君子科植物使君子*Quisqualis indica* L. 的干燥成熟果实。

药材性状

本品呈椭圆形或卵圆形，具5条纵棱，偶有4~9棱，长2.5~4厘米，直径约2厘米。表面黑褐色至紫黑色，平滑，微具光泽。顶端狭尖，基部钝圆，有明显圆形的果梗痕。质坚硬，横切面多呈五角星形，棱角处壳较厚，中间呈类圆形空腔。种子长椭圆形或纺锤形，长约2厘米，直径1厘米；表面棕褐色或黑褐色，有多数纵皱纹；种皮薄，易剥离；子叶2，黄白色，有油性，断面有裂隙。气微香，味微甜。

性味归经

甘，温。归脾、胃经。

功能主治

杀虫消积。用于蛔虫病，蛲虫病，虫积腹痛，小儿疳积。服药时忌饮浓茶。

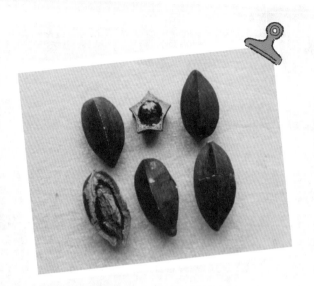

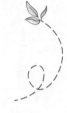

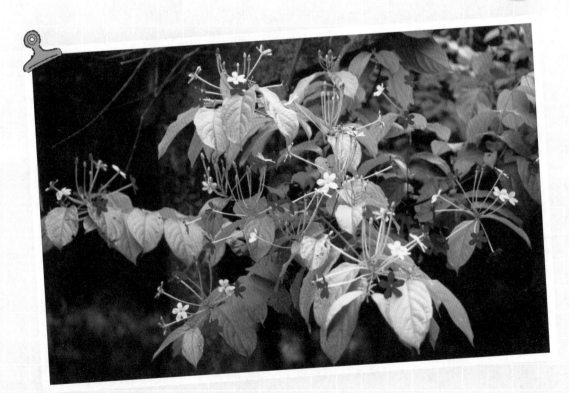

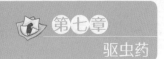

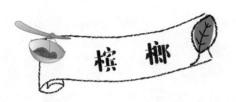

槟　榔

相传，从前有一座傣族山寨，住着一户庄稼人家，老汉单生一女，名叫兰香，长得端庄美丽，说话的声音更是出彩，有如出谷黄莺。本寨有一位青年名叫岩峰，为人勤劳，见兰香美丽善良，心生仰慕，常来她家，帮其挑水砍柴，两人日久生情，虽尚未及婚娶之时，亦相敬如宾，未有越轨之举。谁知就在两家人准备结下秦晋之好的前夕，发生了一件奇怪的事情，兰香的腹部渐渐膨起，有如怀孕三四个月一样。岩峰怀疑她与别人有不正当的关系，急怒之下决然与她断了来往。兰香父亲也怀疑女儿可能有不贞之举，气恨交加。可是兰香知道自己是贞洁之身，满肚子委屈。

正在这个关键时刻，兰香父亲的两位老朋友来到了他家，其中一位是民间郎中。在得知此情况并详细询问病情之后，郎中朋友去寨子里的药圃买来了几颗圆圆的果实，捣碎交给兰香父亲，叫他让女儿服下。神奇的是，兰香吞下此药后，没多久就排出了一堆小蛇般的虫子，随之肚子也奇迹般地消胀了。父亲和兰香这才知道，原来腹大的原因是有虫子在肚里作怪。消除了误会的兰香和岩峰很快就冰释前嫌，有情人终成眷属。后来，兰香想起此药是当时两位贵宾所送，又念及自己全因此药得以与情郎岩峰重归于好，就将此药取名为"宾郎"。后人又加上木边以示植物之意，记为"槟榔"。

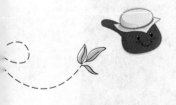

来源

槟榔为棕榈科植物槟榔 *Areca catechu* L. 的干燥成熟种子。

药材性状

本品呈扁球形或圆锥形。高1.5~3.5厘米，底部直径1.5~3厘米。表面淡黄棕色或淡红棕色，具稍凹下的网状沟纹，底部中心有圆形凹陷的珠孔，其旁有一明显瘢痕状种脐。质坚硬，不易破碎，断面可见棕色种皮与白色胚乳相间的大理石样花纹。气微，味涩、微苦。

性味归经

苦、辛，温。归胃、大肠经。

功能主治

杀虫，消积，行气，利水，截疟。用于绦虫病，蛔虫病，姜片虫病，虫积腹痛，积滞泻痢，里急后重，水肿脚气，疟疾。

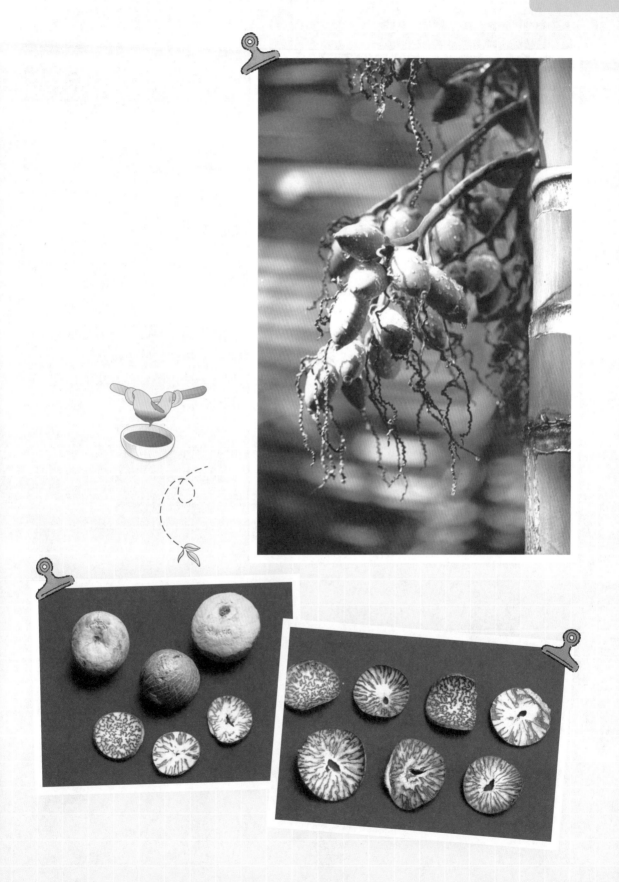

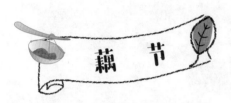

藕节

据传，宋孝宗尚未即位，初当太子之时，生活奢靡，成日里花天酒地，吃多了山珍海味的他对一般的饮食早已了无胃口。宋孝宗无意中听说西湖的螃蟹非常美味，于是立即下令派人到西湖捉蟹带回来给他吃。可他大吃了没几日，就出现了腹泻、腹痛之症，痛苦难当。御医诊其为痢疾，采用了各种方法治疗均未奏效，病情日渐加重，导致其面色憔悴、卧床不起。

太子患病的消息惊动了父亲宋高宗，宋高宗简装出宫，欲为太子寻医找药。路过一药市，宋高宗见一家药房门前摆着很多鲜藕节，人们争相购买，于是上前询问，得知眼下正流行痢疾，鲜藕节恰是治此病的良药。于是宋高宗命人取来鲜藕节，用药杵捣烂，热酒调和后给太子服下。果真药到病除，三日而愈。自感从死门关口兜了一圈回来的太子，认识到了自己往日的荒糜，从此改过自新，日后终于成为一代明君。

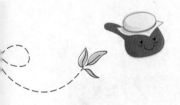

来源

藕节为睡莲科植物莲*Nelumbo nucifera* Gaerth. 的干燥根茎节部。

药材性状

本品呈短圆柱形，中部稍膨大，长2~4厘米，直径约2厘米。表面灰黄色至灰棕色，有残存的须根和须根痕，偶见暗红棕色的鳞叶残基。两端有残留的藕，表面皱缩有纵纹。质硬，断面有多数类圆形的孔。气微，味微甘、涩。

性味归经

甘、涩，平。归肝、肺、胃经。

功能主治

收敛止血，化瘀。用于吐血，咯血，衄血，尿血，崩漏。

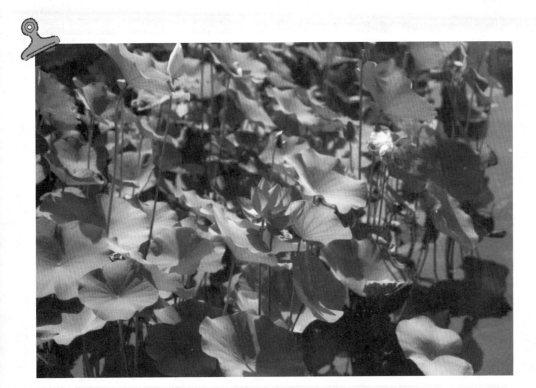

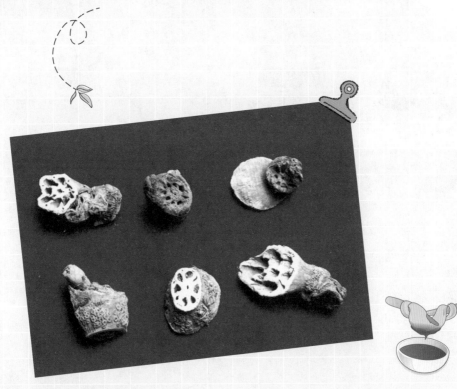

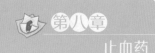

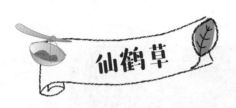

仙鹤草

唐代著名诗人崔颢的千古名作《黄鹤楼》曰："昔人已乘黄鹤去，此地空余黄鹤楼。黄鹤一去不复返，白云千载空悠悠。晴川历历汉阳树，芳草萋萋鹦鹉洲。日暮乡关何处是，烟波江上使人愁。"诗中所提及的黄鹤和芳草，据说均与当地流传的一个神话故事有关。

在很早的时候，鹦鹉洲住着一位受人尊敬的老人。一日，一只黄鹤受伤跌落在老人的门前，发出阵阵哀鸣声，引来不少人围观。此时，老人出门，见是只流血的黄鹤，于是从住屋附近的草地中采来一把草药，捣汁后敷在黄鹤伤口上，很快就止住了血。后来，黄鹤康复痊愈离开鹦鹉洲，老人也乘着黄鹤一去不复返。望着远去的老人，乡亲们依依不舍，盼望他很快能够回来。但是，望穿秋水依然不见老人回来，在怀念之中，乡亲们认定这黄鹤是仙鹤，老人救了它就成了仙人，因此，就把治好黄鹤的草药称为"仙鹤草"。

药材性状

本品长50～100厘米，全体被白色柔毛。茎下部圆柱形，直径4~6毫米，红棕色，上部方柱形，四面略凹陷，绿褐色，有纵沟及棱线，有节；体轻，质硬，易折断，断面中空。单数羽状复叶互生，暗绿色，皱缩卷曲；质脆，易碎；叶片有大小2种，相间生于叶轴上，顶端小叶较大，完整小叶片展平后呈卵形或长椭圆形，先端尖，基部楔形，边缘有锯齿；托叶2，抱茎，斜卵形。总状花序细长，花萼下部呈筒状，萼筒上部有钩刺，先端5裂，花瓣黄色。气微，味微苦。

来源

仙鹤草为蔷薇科植物龙芽草 *Agrimonia pilosa Ledeb.* 的干燥地上部分。

性味归经

苦、涩，平。归心、肝经。

功能主治

收敛止血，截疟，止痢，解毒，补虚。用于咯血，吐血，崩漏下血，疟疾，血痢，痈肿疮毒，阴痒带下，脱力劳伤。

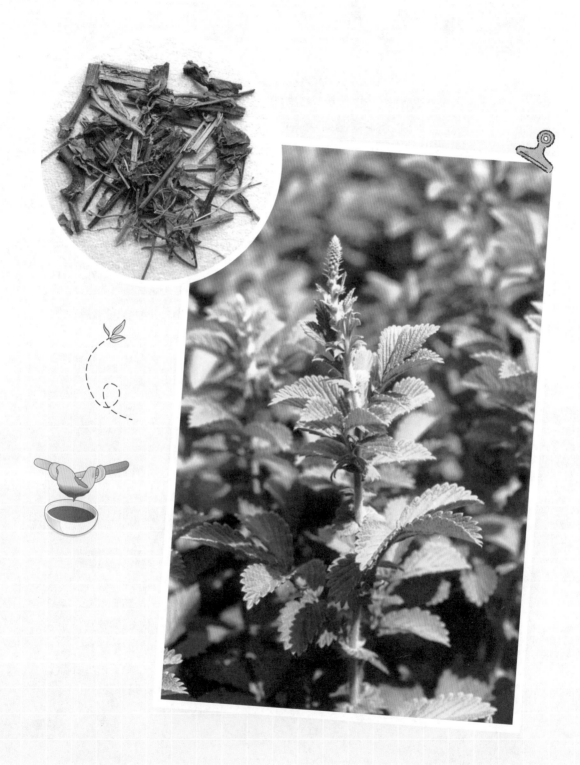

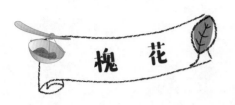

槐 花

相传，乾隆皇帝母亲在生产时落下痔疮的毛病，加之在皇宫锦衣玉食，大肠火盛，遂迁延不愈，痔血症状时有发生。皇太后六十大寿那年痔血症状越发严重，乾隆皇帝很是焦急，于是贴出皇榜，寻医治疗。一位来自民间的郎中应征入宫，为皇太后诊治。郎中详细诊察太后的病情，并询问皇太后以前所用药方后，便知道了事情的原委。郎中求见乾隆皇帝说："国子监有古槐一株，乃元朝大忠臣许衡所植，颇有灵性，更兼圣母皇太后六十大寿，此树竟萌发新芽成叶，枯而复荣，现满树槐花正茂，金蕊飘香。若用此花疗皇太后之疾，必获痊愈。"乾隆皇帝听后深以为然，即刻命人取槐花配药治疗，果然药到病除。得知皇太后病情痊愈的消息之后，乾隆皇帝龙颜大悦，重重地赏赐了献方的郎中，又特意下旨将这株槐树赐名为"吉祥槐"。从此，槐花可治病的消息就传遍天下了。

来源

槐花为蝶形花科植物槐 *Sophora japonica* L. 的干燥花及花蕾。

药材性状

槐花皱缩而卷曲，花瓣多散落。完整者花萼钟状，黄绿色，先端5浅裂；花瓣5，黄色或黄白色，1片较大，近圆形，先端微凹，其余4片长圆形。雄蕊10，其中9个基部连合，花丝细长。雌蕊圆柱形，弯曲。体轻。气微，味微苦。

性味归经

苦，微寒。归肝、大肠经。

功能主治

凉血止血，清肝泻火。用于便血，痔血，血痢，崩漏，吐血，衄血，肝热目赤，头痛眩晕。

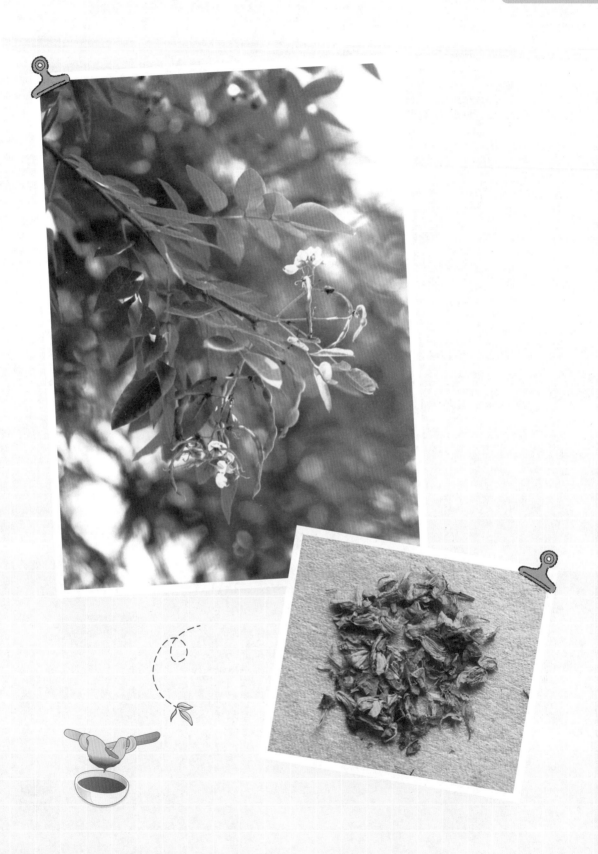

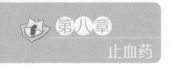

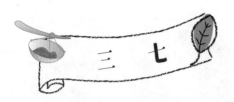

三 七

相传，唐朝有一位将军领军征战南蛮，在战斗中不幸左腿被毒箭射伤，随军的军医治疗了半个多月都未能奏效，痛得这位将军彻夜难眠，他又气又急之际对军医下了死命令："三日内不给我治愈，立斩不饶！"军医惶恐无奈地返回营帐，暗自垂泪饮泣。正在他一筹莫展之时，忽听有人在帐外摇铃高喊叫卖："治跌打刀伤药，百文一帖，敷上即愈。"他喜出望外，忙向卖药人购取刀伤药，马上调药给将军敷上。两日后，将军的疮口果真愈合了。军医幸免一死，委实感谢卖药人，但不知此系何药，又想刀创箭伤为兵家常事，应求取药方以备日后所需。军医于是设宴款待卖药人，诚恳地赠银求购药方。卖药人见他诚笃，便说："此药，根晒干呈黄褐色，似人参，只是未知其名。"军医说："听汝之言，此药出自山中，外敷创伤，如漆粘物，就叫山漆吧。"后人为求谐音又写得简便顺溜，便传称其为"三七"了。

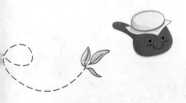

来源

三七为五加科植物三七*Panax notoginseng* (Burk.) F. H. Chen的干燥根和根茎。

药材性状

本品主根呈类圆锥形或圆柱形。长1~6厘米，直径1~4厘米。表面灰褐色或灰黄色，有断续的纵皱纹及支根痕，顶端有茎痕，周围有瘤状突起。体重，质坚实，断面灰绿色、黄绿色或灰白色，木部微呈放射状排列。气微，味苦回甜。

性味归经

甘、微苦，温。归肝、胃经。

功能主治

散瘀止血，消肿定痛。用于咯血，吐血，衄血，便血，崩漏，外伤出血，胸腹刺痛，跌扑肿痛。

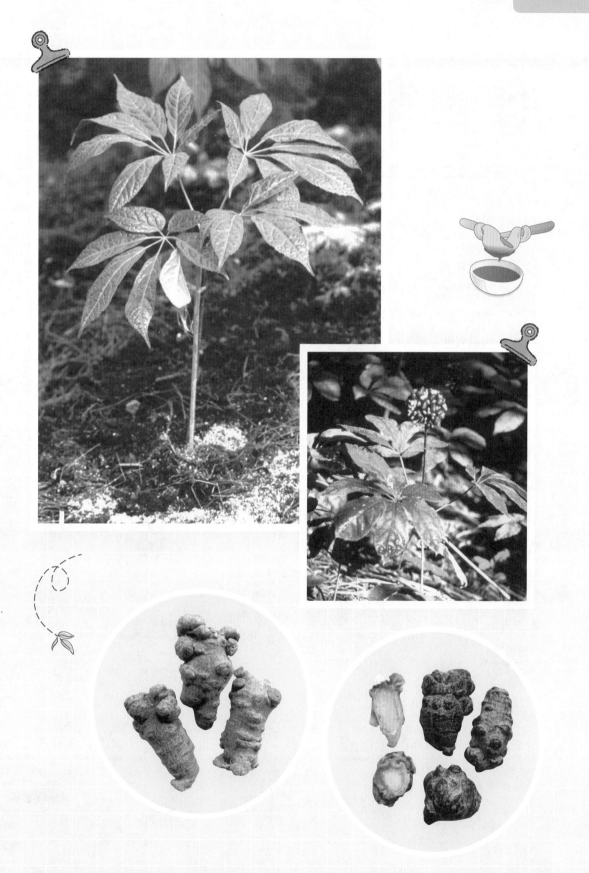

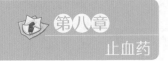

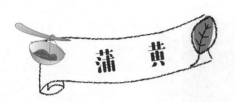

蒲 黄

　　相传，南宋年间，宋度宗有次携爱妃来到御花园，尽情游春赏花。时值早春，春光明媚，百花吐艳，他们时而嬉戏打闹，时而开怀畅饮，好不乐哉。然而，乐极生悲，就在当天晚上，宋度宗突然舌肿满口，既不能言语，又不能进食。文武百官焦急万分，紧急召集宫廷御医研究诊治方法，蔡御医道："皇上的舌病用蒲黄和干姜各半，研成细末，蘸之干擦舌头可愈。"宋度宗就按此方法治之，果见奇效。后来宋度宗问蔡御医："蒲黄和干姜为何能治寡人的舌病？"蔡御医道："启禀万岁，蒲黄有凉血活血作用。盖舌乃心之外候，而手厥阴相火乃心上臣使，得干姜是阴阳相济也。"

药材性状

　　本品为黄色粉末。体轻，放入水中则漂浮水面。手捻之有滑腻感，易附于手指上。气微，味淡。

性味归经

　　甘，平。归肝、心包经。

功能主治

　　止血，化瘀，通淋。用于吐血，衄血，咯血，崩漏，外伤出血，经闭痛经，胸腹刺痛，跌扑肿痛，血淋涩痛。孕妇慎用。

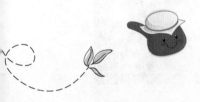

来源

　　蒲黄为香蒲科植物水烛香蒲*Typha angustifolia* L.、东方香蒲*Typha orientalis* Presl 或同属植物的干燥花粉。

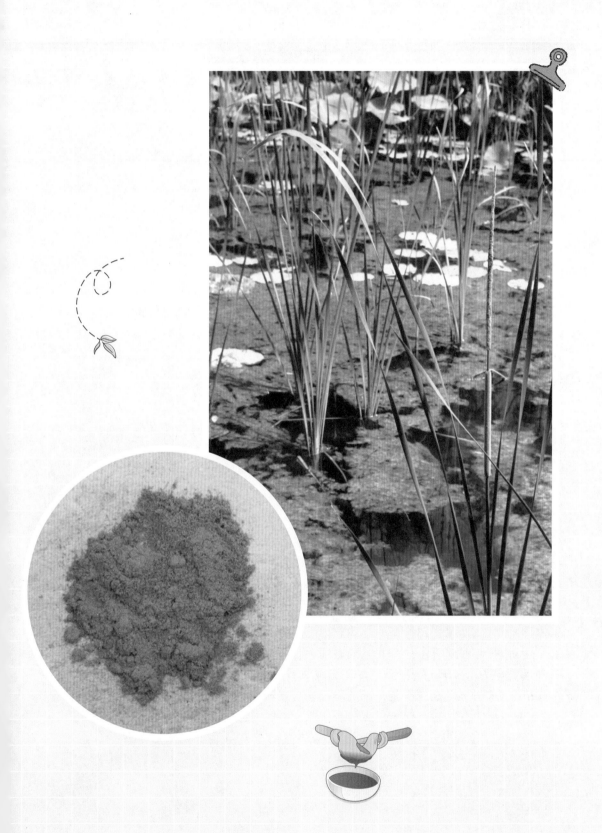

第九章
活血化瘀药

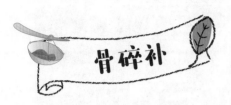
骨碎补

相传，唐玄宗李隆基的贵妃不慎从玉阶上跌下，足踝部骨折，疼痛难忍，皇宫内的太医们个个着急万分却没有办法缓解贵妃的痛楚。见此情景，玄宗皇帝贴出榜文公开求医，不多时，一位民间郎中就揭了榜文，并随身带来了一种崖姜。他吩咐宫女们拿一半药材给贵妃煎汤内服，又用另一半的药材捣碎外敷痛处。用药后才不过几日，贵妃的骨伤疼痛竟获痊愈。玄宗皇帝大喜，重重地赏赐了郎中，又问郎中这是什么药，郎中答曰："崖姜。"玄宗皇帝听后一笑说道："什么崖姜，这名字太普通，怎能配得上寡人的贵妃！此药能补骨碎，是治疗骨折伤痛的灵丹妙药，应叫'骨碎补'。"

来源

骨碎补为水龙骨科植物槲蕨*Drynaria fortunei*（Kunze）J. Sm.的干燥根茎。

药材性状

本品呈扁平长条状，多弯曲，有分枝。长5~15厘米，宽1~1.5厘米，厚0.2~0.5厘米。表面密被深棕色至暗棕色的小鳞片，柔软如毛，经火燎者呈棕褐色或暗褐色，两侧及上表面均具突起或凹下的圆形叶痕，少数有叶柄残基和须根残留。体轻，质脆，易折断，断面红棕色，维管束呈黄色点状，排列成环。气微，味淡、微涩。

性味归经

苦，温。归肝、肾经。

功能主治

疗伤止痛，补肾强骨；外用消风祛斑。用于跌扑闪挫，筋骨折伤，肾虚腰痛，筋骨痿软，耳鸣耳聋，牙齿松动；外治斑秃，白癜风。

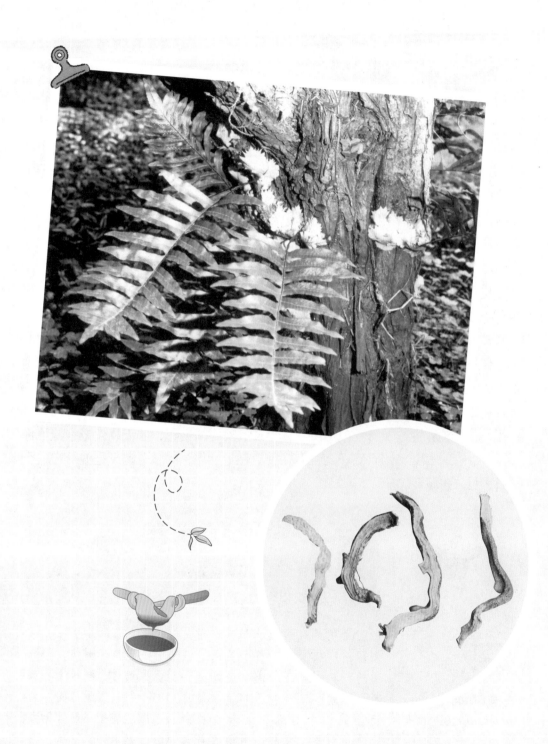

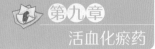

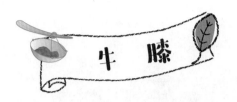
牛 膝

相传，从前有位郎中，采药行医多年，一直未有娶妻生子，就收了几个徒弟。年迈时老郎中心想：我的各种秘方，尤其是我认识的一种奇效草药，一定得传授给一个品性优秀、心地善良的人才行，我的几个徒弟，到底谁才是合适的人呢？我得试试他们。于是老郎中对徒弟们说："我如今年老多病，不能再给人看病了，往后的日子只能靠你们照顾我了。"老郎中先是搬到大徒弟家中住，大徒弟开始好好地招待，但过了些日子，发现师傅没钱又帮不了忙，逐渐对师傅就再不关心了。其后，二徒弟、三徒弟也都是这样，这让老郎中很是伤心。这时，最小的徒弟知道了，他主动跑来对师傅说："到我家去住吧，师徒如父子，我会像对亲生父亲一样孝顺您的。"如此这般，小徒弟侍奉老郎中三年有余，一天也没有松懈，一点也没有厌烦。老郎中看在眼里，知道终于找到自己想要找的人了，他下定决心把自己全部的技艺毫无保留地传授给小徒弟，尤其是他最保密的一种草药！一日，他把小徒弟叫到面前说："这里有一种草药，它能补肝肾、强筋骨，是治疗腿骨关节疾病的良药，今天我就把它传给你了！"小徒弟接过一看，这草药茎有棱节，其形状像牛的膝盖，于是就给它取个名字叫"牛膝"。

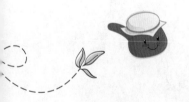

药材性状

本品呈细长圆柱形，挺直或稍弯曲，长15~70厘米，直径0.4~1厘米。表面灰黄色或淡棕色，有微扭曲的细纵皱纹、排列稀疏的侧根痕和横长皮孔样的突起。质硬脆，易折断，受潮则变柔软，断面平坦，淡棕色，略呈角质样而油润，中心维管束木质部较大，黄白色，其外围散有多数黄白色点状维管束，断续排列成2~4轮。气微，味微甜而稍苦涩。

来源

牛膝为苋科植物牛膝Achyranthes bidentata Bl.的干燥根。

性味归经

苦、甘、酸，平。归肝、肾经。

功能主治

逐瘀通经，补肝肾，强筋骨，利尿通淋，引血下行。用于经闭，痛经，腰膝酸痛，筋骨无力，淋证，水肿，头痛，眩晕，牙痛，口疮，吐血，衄血。孕妇慎用。

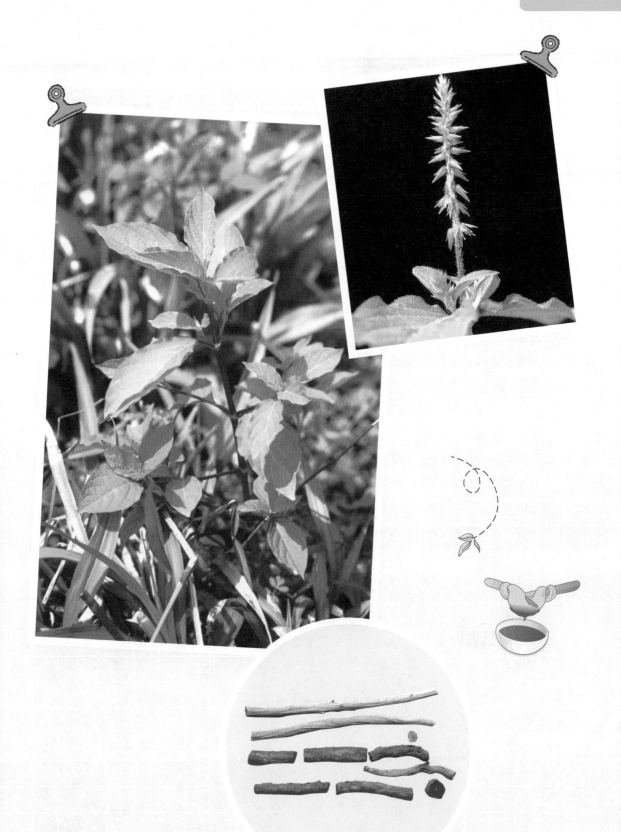

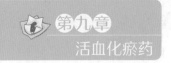

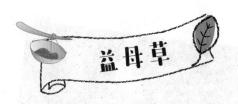

益母草

相传，唐朝开国名将，凌烟阁二十四功臣之一的程咬金，自幼顽皮，但从小就被公认为是一个粗中有细的孝顺孩子。他的母亲生他的时候留下了淤滞之疾，一直未能治愈，待到程咬金十五六岁时，母亲身体已经变得越来越虚弱，这让他看得心里很是担忧。一日，程咬金见集市上有一个卖药人打着招牌幌子说有专治妇人顽疾的草药卖，程咬金心头大喜，赶紧把母亲的情况告诉了那个卖药人，问他是否有办法医治。可恶的是，这个卖药人不同别的郎中，是个唯利是图的家伙，他看着程咬金着急的样子，心里想的却是如何可以大赚一笔，他假装神秘地对程咬金说："我有仙授秘方能治你母之病，要的话必须给我大米百斗、白银百两。"穷人家哪里有那么多的钱粮呢，程咬金知道采药人是借机想坑他钱，但又不想放弃这个治好母亲病疾的机会。他低头一想，计上心头，他先是答应卖药人说一手取药一手交钱，然后，偷偷地跟着卖药人，三更半夜地摸上了山。只见卖药人趁着月色，挖起了一种特别的草药，其叶呈手掌状，开淡红色的小花。程咬金远远看到了，不禁欣喜若狂，这不是自己上山砍柴常见的野草么！原来这种野草就能治母亲的病啊！我才不上那个唯利是图的卖药人的当呢！程咬金避开卖药人连夜挖了一大堆这种草药回家煎汤给母亲喝，不出十日，母亲的病果真渐渐地好起来了。因为这草药能给母亲带来益处，所以这草药就被称作"益母草"。

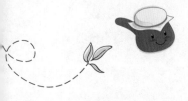

药材性状

干益母草茎表面灰绿色或黄绿色；体轻，质韧，断面中部有髓。叶片灰绿色，多皱缩、破碎，易脱落。轮伞花序腋生，小花淡紫色，花萼筒状，花冠二唇形。切段者长约2厘米。

性味归经

苦、辛，微寒。归肝、心包、膀胱经。

功能主治

活血调经，利尿消肿，清热解毒。用于月经不调，痛经经闭，恶露不尽，水肿尿少，疮疡肿毒。孕妇慎用。

来源

益母草为唇形科植物益母草*Leonurus japonicus* Houtt. 的新鲜或干燥地上部分。

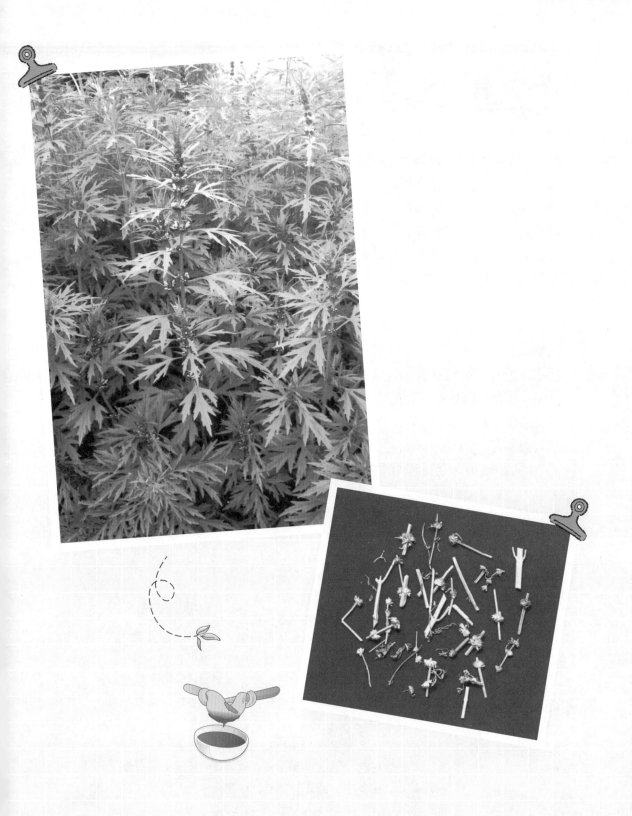

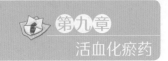

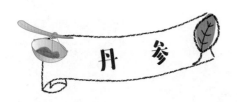

相传，从前东海岸边一个渔村里住着青年阿明一家，阿明的父亲很早就去世了，只剩下阿明和母亲相依为命。阿明的水性很好，人称"小蛟龙"，平日里靠着阿明每日出海打鱼，收获也不少，母子俩生活得也其乐融融。不幸的是，一日，母亲突然病了，得了一种心头绞痛的恶疾，看了很多大夫都没能治好。正值一筹莫展之际，有人告知阿明东海上有一座无名岛，岛上长着一种草药，应该能治好阿明母亲的病。但关键是，这个无名岛是出了名的"鬼门关"，周围水深浪急，很少人能够成功登岛，冒险登岛搞不好要丢掉性命。孝顺的阿明看着每日被心痛折磨的母亲，心里非常难受，他下定决心不管多么危险，也一定要给母亲找来治病的良药。一路上，阿明经历了非常多的艰难险阻，好几次都险些丢掉性命，最后，皇天不负有心人，他终于闯过"鬼门关"，找到了那种开着紫花，根也是紫色的草药。阿明把这种草药采回来煎汤给母亲服用后，母亲的病很快就痊愈了。人们都敬佩阿明的孝顺勇敢，认为这草药凝结了他的一片赤诚之心，又是治疗心痛之病的良药，便给它取名"丹心"，后来，在流传过程中取其谐音就变成"丹参"了。

药材性状

本品根茎短粗，顶端有时残留茎基。根数条，长圆柱形，略弯曲，有的分枝并具须状细根，长10~20厘米，直径0.3~1厘米。表面棕红色或暗棕红色，粗糙，具纵皱纹。老根外皮疏松，多显紫棕色，常呈鳞片状剥落。质硬而脆，断面疏松，有裂隙或略平整而致密，皮部棕红色，木部灰黄色或紫褐色，导管束黄白色，呈放射状排列。气微，味微苦涩。栽培品较粗壮，直径0.5~1.5厘米。表面红棕色，具纵皱纹，外皮紧贴不易剥落。质坚实，断面较平整，略呈角质样。

性味归经

苦，微寒。归心、肝经。

功能主治

活血祛瘀，通经止痛，清心除烦，凉血消痈。用于胸痹心痛，脘腹胁痛，癥瘕积聚，热痹疼痛，心烦不眠，月经不调，痛经经闭，疮疡肿痛。不宜与藜芦同用。

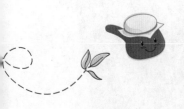

来源

丹参为唇形科植物丹参 *Salvia miltiorrhiza* Bge. 的干燥根和根茎。

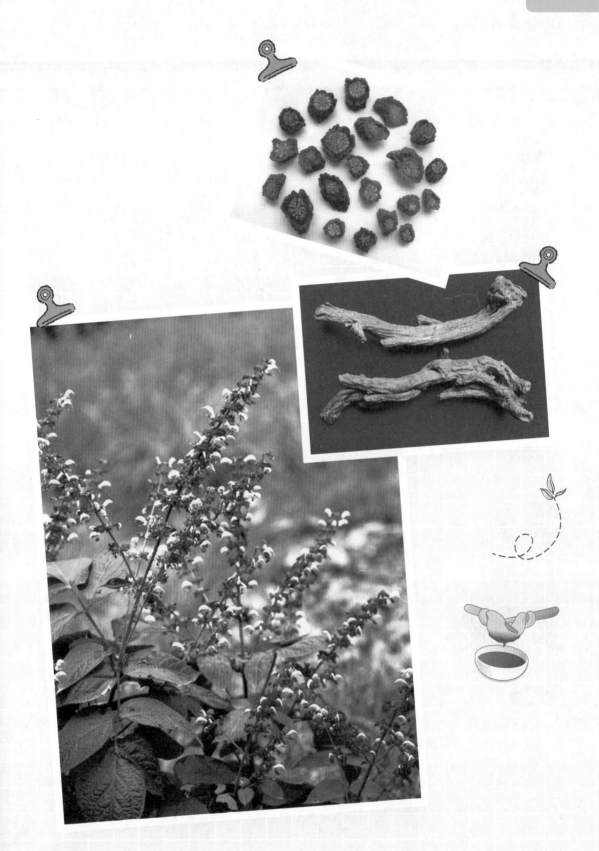

第十章
化痰止咳平喘药

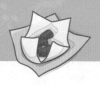

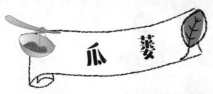

传说，古时有个姓楼的小伙子以打猎为生，一日，他入山寻找猎物，远远地看见两个白胡须老者坐在一个山洞旁下棋。小伙子心想：这深山老林的，怎么会有老人家这么悠闲地在下棋呢？看他们仙风道骨的样子，难道遇上神仙了？小伙子悄悄地走近一点，听到了两位老者边下棋边在谈论，一位说："今年洞里结了一对金瓜，七月初七时，口念天门开地门开，就能打开洞门。"另外一位说："这金瓜可是治肺病的良药啊，可惜好多年都没有下界的凡人能找到它了，期待有缘人能寻得它。"说完不久，棋局结束了，两位老者突然凭空消失了。小伙子越想越觉得自己可能碰到了神仙，心中不禁大喜。七月初七这日，他算好日子又找了回来，对着这个山洞，他按时念出了"天门开地门开"这句话，果然洞里一扇石门就打开了，走进去后，他发现一架碧绿的青藤上果然结有皮色橙红的金瓜。他一走近，金瓜就破开了，从里面掉出了许多瓜籽，小伙子把瓜籽带回家种起来，来年秋天真的又结出了金瓜。他把这些金瓜送给患咳嗽痰喘的老年人吃，果然药到病除。人们问他这是什么瓜时，小伙子心想：这能治病的瓜，藤茎需要爬架，在高处结瓜，采收的时候要登爬摘取，自己又姓楼，就叫它"瓜楼"吧。后来由于"楼"与"蒌"音相近，为示其植物之性，人们便把它称为"瓜蒌"了。

药材性状

本品呈类球形或宽椭圆形。长7~15厘米，直径6~10厘米。表面橙黄色至橙红色，皱缩或较平滑，顶端有圆形的花柱残基，基部略尖，具残存的果梗。轻重不一。质脆，易破开，内表面黄白色，有红黄色丝络，果瓤橙黄色，黏稠，与多数种子黏结成团。具焦糖气，味微酸、甜。

性味归经

甘、微苦，寒。归肺、胃、大肠经。

功能主治

清热涤痰，宽胸散结，润燥滑肠。用于肺热咳嗽，痰浊黄稠，胸痹心痛，结胸痞满，乳痈，肺痈，肠痈，大便秘结。不宜与川乌、制川乌、草乌、制草乌、附子同用。

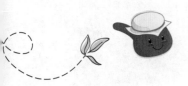

来源

瓜蒌为葫芦科植物栝楼 *Trichosanthes kirilowii* Maxim. 或双边栝楼 *Trichosanthes rosthornii* Harms 的干燥成熟果实。

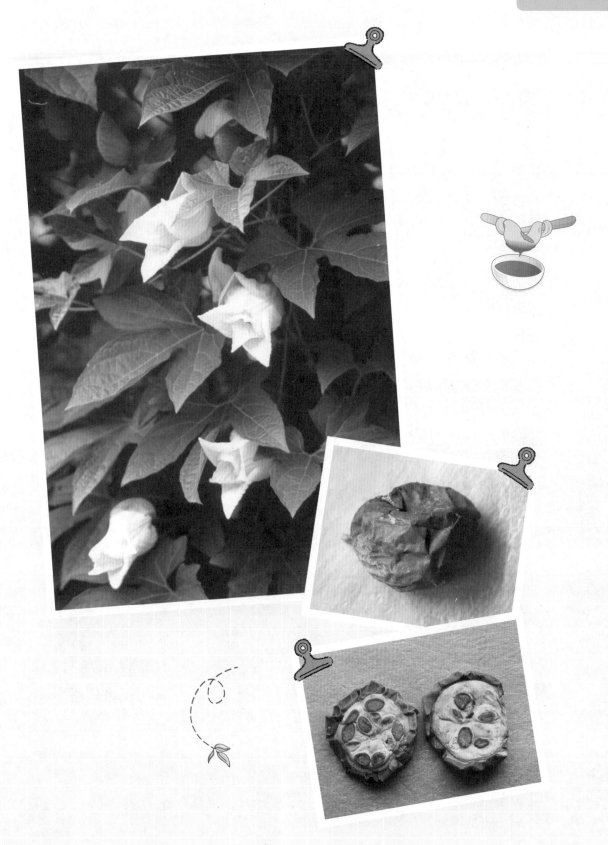

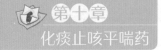

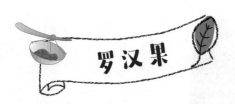

罗汉果

相传，很久以前在一个瑶族小山村里，住着一户姓罗的人家，家中父亲早逝，只剩下罗家小伙子和妈妈相依为命。罗妈妈身体不好，患有咳喘病，长年都喘咳不停，罗家小伙子是个孝顺勤劳的青年，农作之余还每日都上山砍柴，希望以卖柴所得为母亲求医问药。

一日，罗家小伙子在上山砍柴时，不小心被一只野蜂蜇中了手臂，患处红肿热痛，非常难受。又痛又渴之际，他看见身边的青藤上结了几个野果，便顺手摘下来吃，尝了几口，他发现这野果入口清甜润喉，很是清凉。罗家小伙子灵机一动便将野果果汁涂在手臂伤处，想不到没过多久，手臂肿痛竟然缓解了。真是个好东西呢！高兴之余，罗家小伙子也不忘多摘些野果带回家给妈妈当水果吃。神奇的是，吃了这种野果之后，妈妈的咳喘病竟然就慢慢痊愈了，原来这种野果还能治疗喘咳病啊！从此，逢有患哮喘者，罗家小伙子就送其晒干的野果，嘱其煎水服用，治愈了不少患者。后来，有一个游方行医的"汉郎中"路过，听说此事后特地登门造访，倾听小伙子讲述治病经过，并对这种野果进行研究、实践，结果发现这种野果具有止咳利咽的功效，于是便将其推广应用于临床，取得了更多的疗效。因为小伙子姓罗，"汉郎中"的名为汉，人们为了缅怀他俩功绩，把这种野果称之为"罗汉果"。

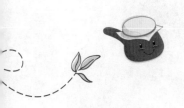

来源

罗汉果为葫芦科植物罗汉果 *Siraitia grosvenorii* (Swingle) C. Jeffrey ex A. M. Lu et Z. Y. Zhang 的干燥果实。

药材性状

本品呈卵形、椭圆形或球形。长4.5~8.5厘米，直径3.5~6厘米。表面褐色、黄褐色或绿褐色，有深色斑块及黄色柔毛，有的有6~11条纵纹。顶端有花柱残痕，基部有果梗痕。体轻，质脆，果皮薄，易破。果瓤（中、内果皮）海绵状，浅棕色。种子扁圆形，多数，长约1.5厘米，宽1.2厘米；浅红色至棕红色，两面中间微凹陷，四周有放射状沟纹，边缘有槽。气微，味甜。

性味归经

甘，凉。归肺、大肠经。

功能主治

清热润肺，利咽开音，滑肠通便。用于肺热燥咳，咽痛失音，肠燥便秘。

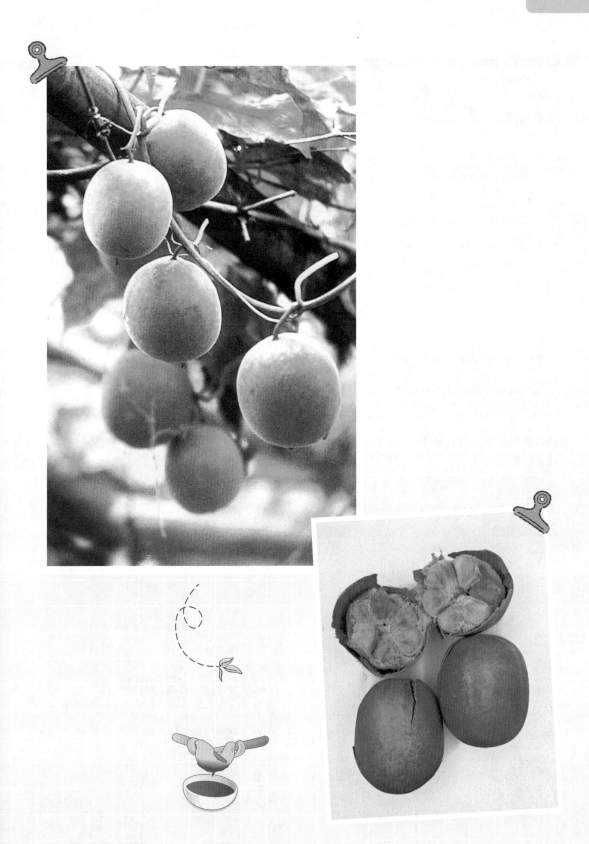

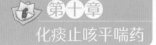

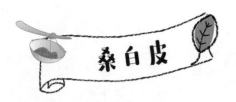

桑白皮

相传，古时南山下住着一户穷人家，爸爸卫国戍边去了，只剩下母亲和两个才十来岁的儿子在家生活。母亲患有肺病，长年咳喘不止，这一年冬天，母亲的病更重了，咳嗽带痰，痰中带血。两个孝顺儿子看在眼里，痛在心上，他们决定瞒着母亲，结伴外出寻药。此时正值寒冬，北风呼啸，两个孩子走着走着，脸都冻青了，眼看天色已晚，兄弟俩只好钻进一个大麦秸垛里暂避风雪，两人挨在一起不知不觉中就睡着了。梦中突然白光一闪，冒出来一位白发苍苍的老奶奶，老奶奶举起拐棍对他们说："要治你娘病，去寻百树王，剥去树王皮，止咳定喘是良方。""老奶奶，百树王在哪里啊？""等你们走不动了就到了。"两兄弟一下惊醒过来发现已是清晨，于是他们继续赶路，风雪交加之下，他们很快就累得连腿都迈不开了，这时，他们正好走到一棵又粗又高的树前，难道这就是百树王？此时正好一位樵夫经过，得知小兄弟们的事后，很是怜惜他们，给了兄弟俩吃的喝的，还告诉他们这棵树是桑树，听说的确能治病。大喜之下，兄弟二人赶紧用手挖了一些桑树根出来，谢过樵夫之后三步并成两步就赶了回家。母亲喝了桑树根皮熬成的汤药，才三剂，痰清了，血丝没有了，咳喘也好了，真是神药啊！从此，桑树根皮治喘咳病的经验就流传了下来，因其可供药用的是桑树根刮去黄棕色粗皮以后里面白色的部分，后人又把桑皮称为"桑白皮"。

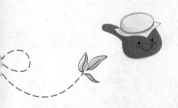

来源

桑白皮为桑科植物桑 *Morus alba* L. 的干燥根皮。

药材性状

本品呈扭曲卷筒状、槽状或板片状，长短宽窄不一，厚1~4毫米。外表面白色或淡黄白色，较平坦，有的残留橙黄色或棕黄色鳞片状粗皮；内表面黄白色或灰黄色，有细纵纹。体轻，质韧，纤维性强，难折断，易纵向撕裂，撕裂时有粉尘飞扬。气微，味微甘。

性味归经

甘，寒。归肺经。

功能主治

泻肺平喘、利水消肿，用于肺热喘咳，水肿胀满尿少，面目肌肤浮肿。

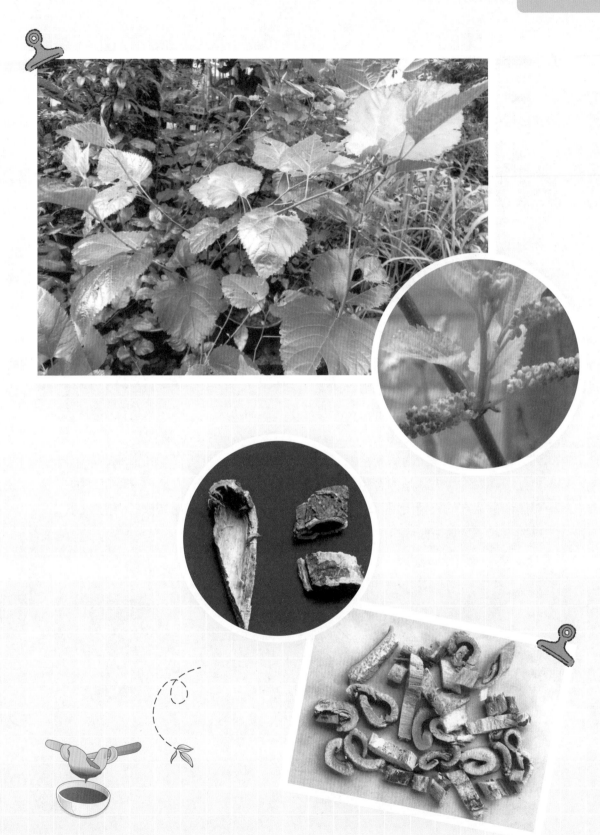

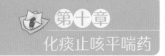

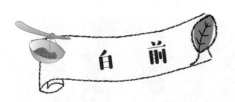

相传，三国时期神医华佗经常云游四方给老百姓诊疾治伤。有一日，他途经江南时，因天色已晚，就临时住在了一家白姓老板所开的路边客店里。睡下没一会儿，华佗就被一阵孩子的哭啼和咳嗽声惊醒，原来是白家小儿子在哭闹不睡觉。华佗一听就听出这咳嗽的声音不对，他赶紧对白老板说："这小孩得了病，现在还不是表现得特别明显，但如果不及时治疗，怕要坏事！要救这孩子的命，需要一种草药。"心急火燎的白老板见孩子越哭越厉害，心知不妙，拜请华佗帮他救救孩子。华佗是个医术高超，医德更是高尚的大夫，当即不顾劳累，三更半夜带着白老板一起出去找那种特殊的草药。他们找啊找啊，忙了大半晚，兜了一大圈，最后反而是在客店门前的土坡上找到了这种草药。华佗急忙把它挖回来煎药给孩子喝，才喝了一次，小孩的哭啼和咳嗽就停下来了。华佗看了很满意，天亮了，他又动身外出继续游历去了，临走时他还嘱咐白老板说："这草药是止咳、祛痰的良药，让孩子多服几剂，病就除根了。"果然，才没几日，孩子的病就全好了。白老板随后多方打听，才知道原来救了自己儿子一命的大夫就是神医华佗。感恩的他也不藏私，大方地把这种草药推广给了四邻八方的人们使用。后来，乡邻们因这种草药是在白老板门前挖到的，就给它起了个名字叫"白前"。

药材性状

芫花叶白前根茎较短小或略呈块状；表面灰绿色或灰黄色，节间长1~2厘米，质较硬，根稍弯曲，直径约1毫米，分枝少。

性味归经

辛、苦，微温。归肺经。

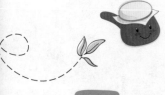

来源

白前为萝藦科植物柳叶白前 *Cynanchum stauntonii*（Decne.）Schltr. ex Lévl 或芫花叶白前 *Cynanchum glaucescens* (Decne.) Hand.-Mazz. 的干燥根茎和根。

功能主治

降气，消痰、止咳。用于肺气壅实，咳嗽痰多，胸满喘急。

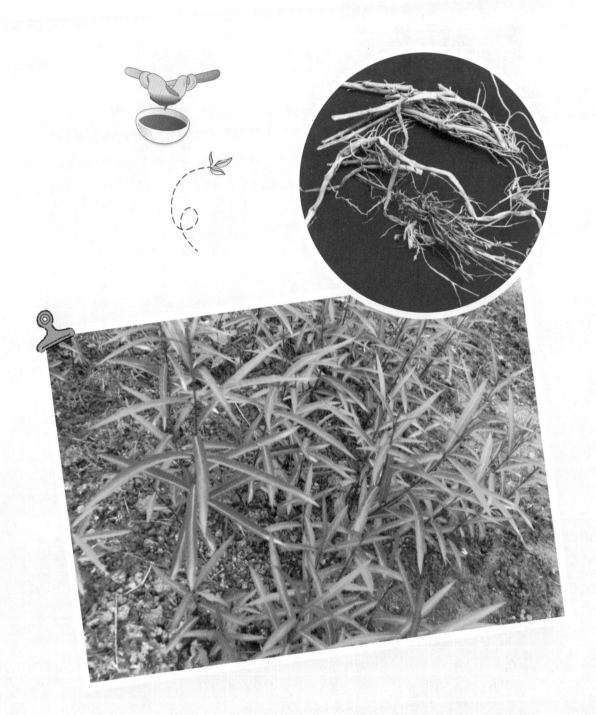

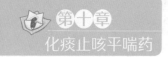
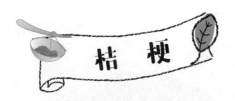

桔 梗

传说，古时在大别山北麓有一个商家村，某年，该村患肺病咳嗽的患者突然一下增加了很多，且病势甚重，寻常服药又不见效，闹得人心惶惶。一位名叫商凤的姑娘目睹当地乡亲因严重的咳嗽病而男不能耕，女不能织，心里很不是滋味。为了给乡亲们解除疾病的困扰，她不畏艰险孤身一人就背着药篓上山寻找药材。她爬遍了村子附近的几座高山，可依然未能找到合适的药材，过度的劳累终于使她站不住，走不动了，商凤姑娘一下瘫坐在了深山密林中。这时，商凤姑娘突然听到耳边有呼唤"凤姑娘"的声音，循声望去，只见一位白发苍苍的老翁自云端飘飘然下凡并开口说："凤姑娘为民寻药而历尽艰辛，诚心难能可贵，老翁带有药籽，你可带回播种，七日后挖出来煎汤，黎民百姓服下此药，即可治愈咳嗽病。"商凤姑娘听后感激不尽，知道是神仙下凡指点她救治村民，千恩万谢之后，她把药籽带了回村，并将其播种于园中。七日后，药籽真的破土长大了，姑娘挖其根煎汤给众人服，果然个个药到病除。人们都很感恩商凤姑娘从神仙处接来了良药，又因此药开始栽种于商家村，常用的部位是根，于是，便称此药为"商接根"，年月渐久，传来传去，药名也慢慢地变成谐音"商桔梗"了，后简称"桔梗"。

来源

桔梗为桔梗科植物桔梗*Platycodon grandiflorum*（Jacq.）A.DC.的干燥根。

药材性状

本品呈圆柱形或略呈纺锤形，下部渐细，有的有分枝，略扭曲，长7~20厘米，直径0.7~2厘米。表面淡黄白色至黄色，不去外皮者表面黄棕色至灰棕色，具纵扭皱沟，并有横长的皮孔样斑痕及支根痕，上部有横纹。有的顶端有较短的根茎或不明显，其上有数个半月形茎痕。质脆，断面不平坦，形成层环棕色，皮部黄白色，有裂隙，木部淡黄色。气微，味微甜后苦。

性味归经

苦、辛，平。归肺经。

功能主治

宣肺，利咽，祛痰，排脓。用于咳嗽痰多，胸闷不畅，咽痛音哑，肺痈吐脓。

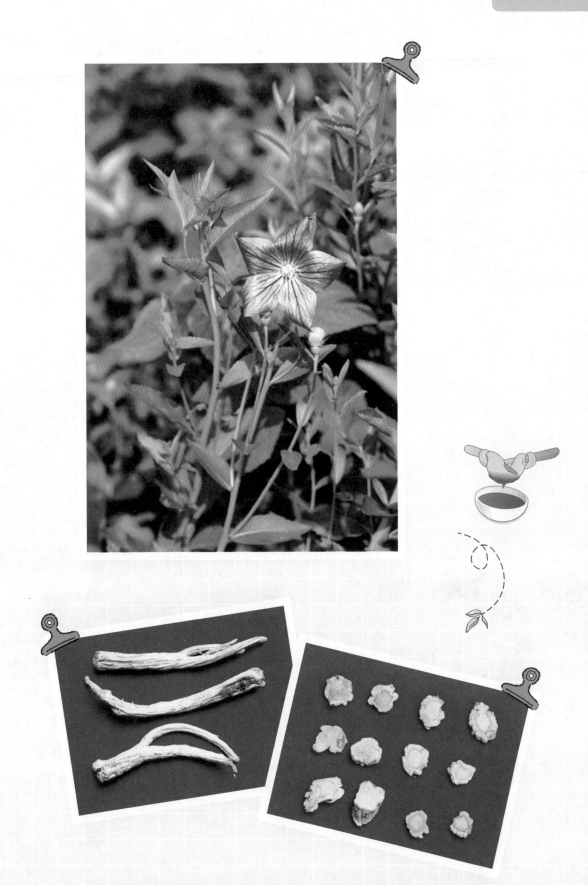

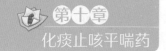
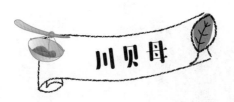
川贝母

相传，从前四川某地有位妇女体质虚弱，婚后多年，怀孕数次均未能顺利产下胎儿，有两次虽然已经分娩，但均为死胎，一家人为此事非常苦闷。夫妻二人闻知南山下有位老郎中心地善良，乐于助人，且医术精湛，于是，他们特地前往求医问药。老郎中详问缘由后，查见这位妇人一身消瘦，两颊潮红，不时咳吐痰涎，痰中隐隐出现血丝，再视其舌老而光，脉细而数，乃诊为肺痨，并说可治愈此病。因郎中已经年老，行动不便，所以只能详细嘱咐患者的丈夫，指点他自行上山去何处找何草药。丈夫听后赶紧行动，果然找到了老郎中所说的草药，他将挖来的草药按老郎中的指示晒干研粉，每日一匙，分两次给妻子服用。连服数月，妇人不但咳嗽日减，体重日增，且又怀孕。其夫欣喜之余，倍加照顾，后妇人真的顺利产下了一健康胖娃，母子平安，全家人均大喜过望。孩子满月之日，夫妻俩专程到老郎中家致谢，闲聊时问起这种草药的药名，老郎中说："此药乃祖传，以往并未有名，想我四川人靠此药喜得宝贝，又使其母平安，可取名为'川贝母'"。

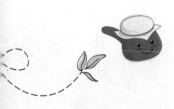

来源

川贝母为百合科植物川贝母 *Fritillaria cirrhosa* D. Don. 的干燥鳞茎。

药材性状

本品呈类圆锥形或近球形，高0.3~0.8厘米，直径0.3~0.9厘米。表面类白色。外层鳞叶2瓣，大小悬殊，大瓣紧抱小瓣，未抱部分呈新月形，习称"怀中抱月"；顶部闭合，内有类圆柱形、顶端稍尖的心芽和小鳞叶1~2枚；先端钝圆或稍尖，底部平，微凹入，中心有1灰褐色的鳞茎盘，偶有残存须根。质硬而脆，断面白色，富粉性。气微，味微苦。

性味归经

苦、甘，微寒。归肺、心经。

功能主治

清热润肺，化痰止咳，散结消痈。用于肺热燥咳，干咳少痰，阴虚劳嗽，痰中带血，瘰疬，乳痈，肺痈。不宜与川乌、制川乌、草乌、制草乌、附子同用。

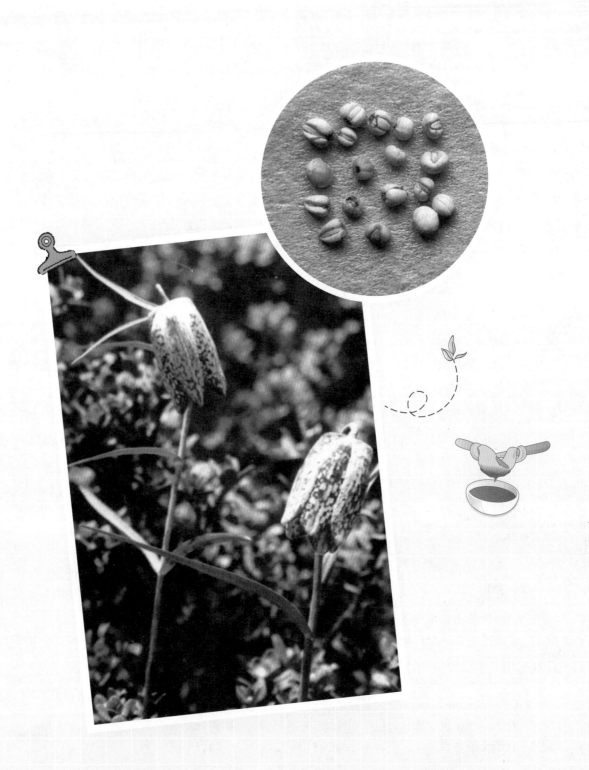

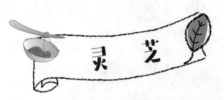

灵 芝

相传，白素贞是修炼千年的蛇妖，为了报答书生许仙的前世救命之恩，化为人形，并嫁与他为妻。两人成亲以后夫妻相爱，家庭和睦。但是金山寺的法海和尚一心想要破坏这段姻缘，他设计诱使许仙在端午节让白素贞喝下了雄黄酒，致使她现出原形。许仙见妻子突然变成了一条大蛇，忧惧至极而死。待白素贞醒酒后发现丈夫已经死去，悲伤不已的她下定决心一定要到昆仑山上盗取灵芝仙草让丈夫起死回生。这一日，白娘子偷偷潜入了昆仑山，但还是被负责看守灵芝的鹤鹿二仙发现，一起举剑向她刺去，眼看她就要命丧黄泉了，恰在此时，执掌人间寿夭祸福的南极仙翁正好路过此地，这位红颜鹤发的老神仙一下就猜出了白素贞的来意并为之感动。他劝阻了鹤鹿二仙，并对白娘子说："这灵芝乃是昆仑山之宝，感念你不畏艰辛、一片赤诚，就送与你吧，你且速速归去救你夫婿。"得到了灵芝仙草的白娘子回到家中，用灵芝仙草真的就救回了许仙，这就是民间传说白蛇传里面白娘子仙山盗草的故事。在民间，人们一直都将灵芝看作能使人起死回生的仙草。

来源

灵芝为多孔菌科真菌赤芝 *Ganoderma lucidum* (Leyss.ex Fr.) Karst. 或紫芝 *Ganoderma sinense* Zhao, Xu et Zhang 的干燥子实体。

药材性状

赤芝外形呈伞状，菌盖肾形、半圆形或近圆形，直径10~18厘米，厚1~2厘米。皮壳坚硬，黄褐色至红褐色，有光泽，具环状棱纹和辐射状皱纹，边缘薄而平截，常稍内卷。菌肉白色至淡棕色，菌柄圆柱形，侧生，少偏生，长7~15厘米，直径1~3.5厘米，红褐色至紫褐色，光亮。孢子细小，黄褐色。气微香，味苦涩。

栽培灵芝子实体较粗壮、肥厚，直径12~22厘米，厚1.5~4厘米。皮壳外常被有大量粉尘样的黄褐色孢子。

性味归经

甘，平。归心、肺、肝、肾经。

功能主治

补气安神，止咳平喘。用于心神不宁，失眠心悸，肺虚咳喘，虚劳短气，不思饮食。

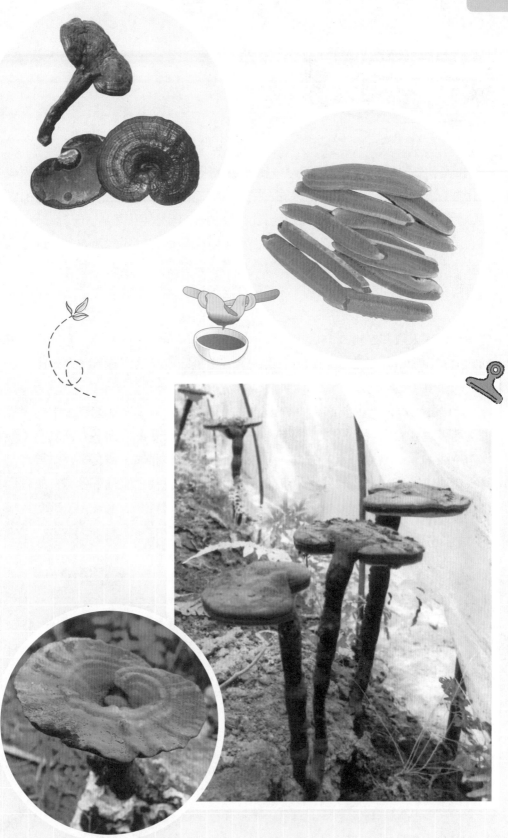

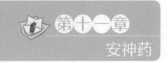

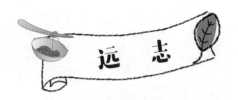

远 志

据南朝刘义庆的《世说新语》记载，东晋时著名的政治家、军事家，因成功指挥以少胜多经典战例"淝水之战"而千古留名的谢安，一度隐居东山多年，后因国难当头忧国忧民而再度出仕，曾担任东晋权臣桓温的司马。一日，有人送给桓温一些中药，桓温看了看，其中有一味远志，便问谢安："这种药还有个名字叫小草，为什么一种植物会有两种称呼呢？"谢安一时答不上来，这时候旁边有个叫郝隆的人应声答道："这很容易解释，处则为远志，出则为小草。"郝隆此话其实是想暗讽谢安出仕前后的状态，说谢安在隐居的时候志向高远，受人敬仰；出仕之后却像小草一样随世沉浮，左右逢源。心怀远大志向的谢安，听后并未动怒，一笑了之，其后更是以自身的实际行动，作出丰功伟绩来回应了当年的这种嘲讽。

孙思邈《备急千金要方》中的孔圣枕中丹、孙一奎《赤水玄珠》中的读书丸等均以远志为主药。据传，远志能增强记忆力，深受古代读书人喜欢。《神农本草经》载："（远志）主咳逆伤中，补不足，除邪气，利九窍，益智慧，耳目聪明，不忘，强志倍力。"李时珍也说："此药服之能益智强志，故有远志之称。"

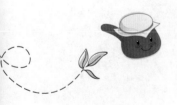

来源

远志为远志科植物远志 *Polygala tenuifolia* Willd. 或卵叶远志 *Polygala sibirica* L. 的干燥根。

药材性状

本品呈圆柱形，略弯曲，长2~30厘米，直径0.2~1厘米。表面灰黄色至灰棕色，有较密并深陷的横皱纹、纵皱纹及裂纹，老根的横皱纹较密更深陷，略呈结节状，质硬而脆，易折断，断面皮部棕黄色，木部黄白色，皮部易与木部剥离，抽取木心者中空。气微，味苦、微辛，嚼之有刺喉感。

性味归经

苦、辛，温。归心、肾、肺经。

功能主治

安神益智，交通心肾，祛痰，消肿。用于心肾不交引起的失眠多梦、健忘惊悸、神志恍惚，咳痰不爽，疮疡肿毒，乳房肿痛。

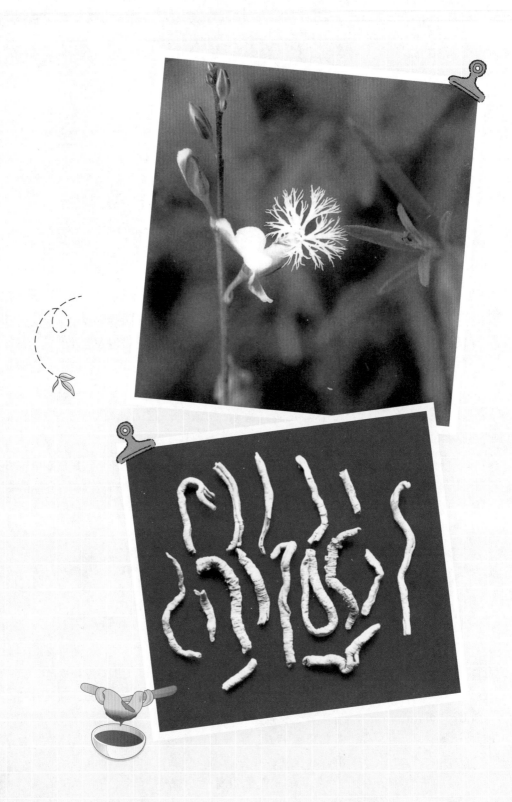

第十二章
平肝息风药

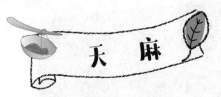

天麻，其实早前的名字叫"赤箭""神箭"，这个名字的由来还与华夏太古三皇之一，传说中我国农业和医药的发明者神农氏有莫大的关系。据说神农氏为了给古代先民们疗伤治病，常常外出找寻药材，不惜以身试险尝百草而辨药性。有一日神农氏独自上山采药，在土坡上不小心摔了一跤，顿觉眼冒金星，难以站立。就在他躺在地上头晕目眩的时候，忽然发现不远处的草丛中有一棵异样的植物，圆圆的赤褐色的独茎秆上，不见一片绿叶，犹如一支赤色的箭插在地里。难道又是一株草药？见药心喜的神农氏再也顾不上自己的头昏难受，毅然艰难地爬过去，伸手拔出了这棵植物，神奇的是，拔出地上的部分，却带出了这种植物类似土豆的地下部分。神农氏试着咬了几口、吃了几块，他惊讶地发现，自己的头不晕了，整个人精神振作了起来。带着此植物回到家里后，他又尝试着用它给一些头晕目眩的患者治病，效果都很好，此植物果然有平肝息风治疗头目昏眩的独特功效。神农氏认为这是神仙遗留下来专门指点给他用于医治天下万民的箭，便为此植物起名为"赤箭""神箭"。明代大医药家李时珍也确信这是神仙遗留之物，在《本草纲目》中将此药列为上品，并专门记载称"此物天赐，为仙人行迹失掉缠足之麻"故称天麻。从此以后，天麻作为一种良药，就越来越为人所知并所用了。

来源

天麻为兰科植物天麻 *Gastrodia elata* Bl. 的干燥块茎。

药材性状

本品呈椭圆形或长条形，略扁，皱缩而稍弯曲，长3～15厘米，宽1.5～6厘米，厚0.5～2厘米。表现黄白色至黄棕色，有纵皱纹及由潜伏芽排列而成的横环纹多轮，有时可见棕褐色菌索。顶端有红棕色至深棕色鹦嘴状的芽或残留茎基；另端有圆脐形疤痕。质坚硬，不易折断，断面较平坦，黄白色至淡棕色，角质样。气微，味甘。

性味归经

甘，平。归肝经。

功能主治

息风止痉，平抑肝阳，祛风通络。用于小儿惊风，癫痫抽搐，破伤风，头痛眩晕，手足不遂，肢体麻木，风湿痹痛。

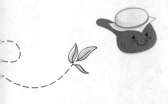

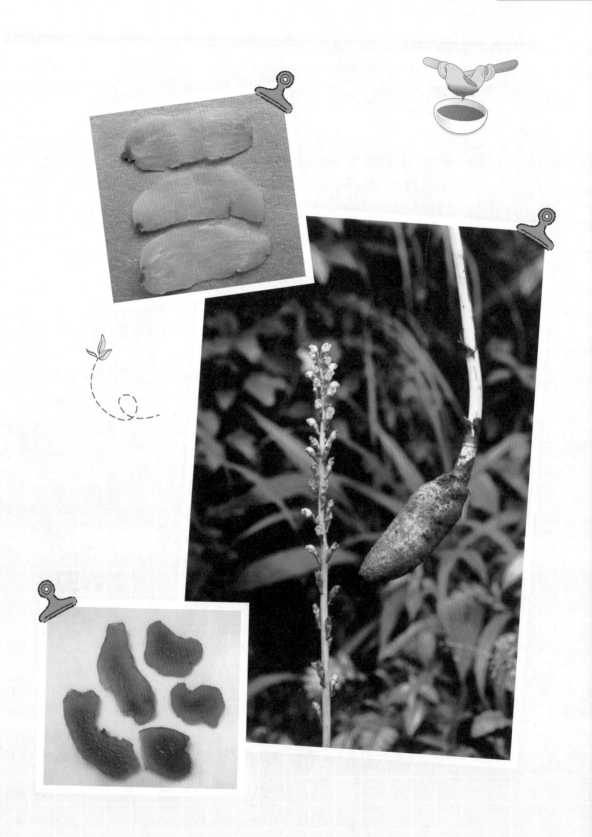

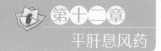

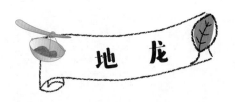

地 龙

相传，宋太祖赵匡胤登基后不久，患上了"蛇缠腰"病（带状疱疹），宫里的太医们绞尽脑汁，无计可施。这时，一位太医想起洛阳城里有个人称"活洞宾"药铺掌柜，此人擅长治疗皮肤病，平素就爱乐善好施、扶危济困，老百姓都赞誉他为传说中的八仙之一吕洞宾转世。果然，听说皇上的病情后，"活洞宾"很快就应诏前来。他仔细看了宋太祖的病情后说道："皇上不必过愁，小民有好药，用几日就会好的。"只见"活洞宾"取出几条蚯蚓放在两个盘子里，拌上蜂蜜，不久，蚯蚓即溶为液体。接着，他就用棉花蘸上这些液体涂在宋太祖的患处，宋太祖立刻感到一阵清凉舒适，随后他又捧上另一盘药品请宋太祖服下。宋太祖惊问："这是何药？""活洞宾"怕讲出实话，反而使宋太祖疑心不愿服用，便随机应变地说："皇上是天龙下凡。此药名曰'地龙'，恰好与皇上相配，正是治疗皇上腰疾的良药。"内服外用之后，宋太祖的病情很快就痊愈了，龙颜大悦之下重奖了"活洞宾"，自然，这"地龙"的美名也就流传了下来。

来源

地龙为钜蚓科动物参环毛蚓 *Pheretima aspergillum*（E.Perrier）、通俗环毛蚓 *Pheretima vulgaris* Chen、威廉环毛蚓 *Pheretima guillelmi*（Michaelsen）或栉盲环毛蚓 *Pheretima pectinifera* Michaelsen 的干燥体。

药材性状

参环毛蚓呈长条状薄片，弯曲，边缘略卷，长15~20厘米，宽1~2厘米。全体具环节，背部棕褐色至紫灰色，腹部浅黄棕色；第14~16环节为生殖带，习称"白颈"，较光亮。体前端稍尖，尾端钝圆，刚毛圈粗糙而硬，色稍浅。雄生殖孔在第18环节腹侧刚毛圈一小孔突上，外缘有数环绕的浅皮褶，内侧刚毛圈隆起，前面两边有横排（一排或二排）小乳突，每边10~20个不等。受精囊孔2对，位于7/8至8/9环节间一椭圆形突起上，约占节间5/11。体轻，略呈革质，不易折断。气腥，味微咸。

性味归经

咸，寒。归肝、脾、膀胱经。

功能主治

清热定惊，通络，平喘，利尿。用于高热神昏，惊痫抽搐，关节痹痛，肢体麻木，半身不遂，肺热喘咳，水肿尿少。

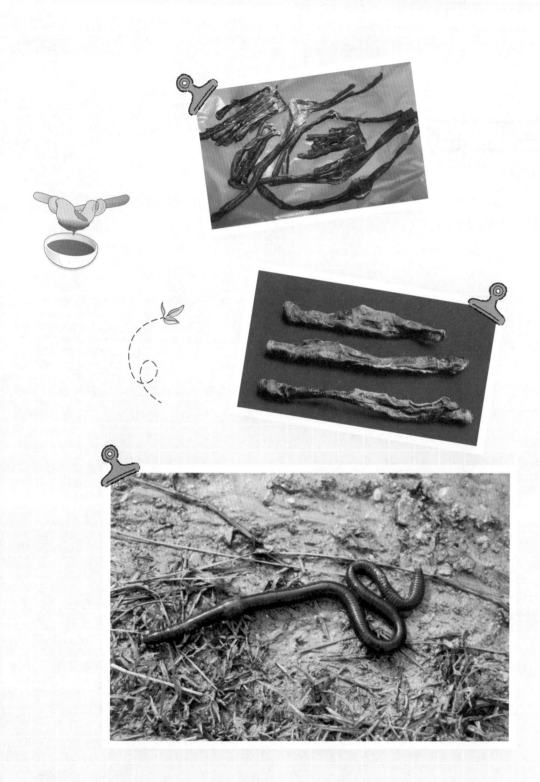

第十二章
补虚药

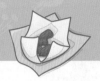

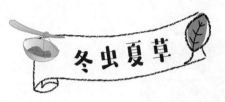

传说，女皇帝武则天晚年体衰多病，咳嗽不止，太医为治疗她的病，用尽了办法仍疗效甚微。跟随武则天多年的御膳房的康师傅，想出了用冬虫夏草给武则天做药膳的法子。不料武则天见药膳里有黑乎乎的似虫非虫的东西，大怒，认定是康师傅要害她，遂以谋逆罪将其打入大牢，只待秋后问斩。

御膳房的李师傅与康师傅是同乡好友，李师傅为救好友，想出了将冬虫夏草塞进鸭肚子里炖汤的办法。李师傅将此道药膳献给武则天吃了以后，渐渐地武则天的气色好转了，也不咳嗽了。这时，李师傅瞅准机会，斗胆向皇上进言："皇上啊，这好喝的炖汤之所以能调理好您的身体，全靠鸭肚子里面放了冬虫夏草这种药材，当日康师傅所做的药膳其实就用了冬虫夏草啊！"武则天听后恍然大悟，知道先前是冤枉了康师傅了，于是便下令把康师傅放了，让他以后和李师傅一起专门为她继续做这道冬虫夏草全鸭汤。渐渐地，冬虫夏草这种独特药材的功效也就流传到了民间。

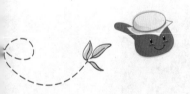

来源

冬虫夏草为麦角菌科真菌冬虫夏草菌*Cordyceps sinensis*（BerK.）Sacc. 寄生在蝙蝠蛾科昆虫幼虫上的子座和幼虫尸体的干燥复合体。

药材性状

本品由虫体与从虫头部长出的真菌子座相连而成。虫体似蚕，长3~5厘米，直径0.3~0.8厘米；表面深黄色至黄棕色，有环纹20~30个，近头部的环纹较细；头部红棕色；足8对，中部4对较明显；质脆，易折断，断面略平坦，淡黄白色。子座细长圆柱形，长4~7厘米，直径约0.3厘米；表面深棕色至棕褐色，有细纵皱纹，上部稍膨大；质柔韧，断面类白色。气微腥，味微苦。

性味归经

甘，平。归肺、肾经。

功能主治

补肾益肺，止血化痰。用于肾虚精亏，阳痿遗精，腰膝酸痛，久咳虚喘，劳嗽咯血。

久服宜慎。

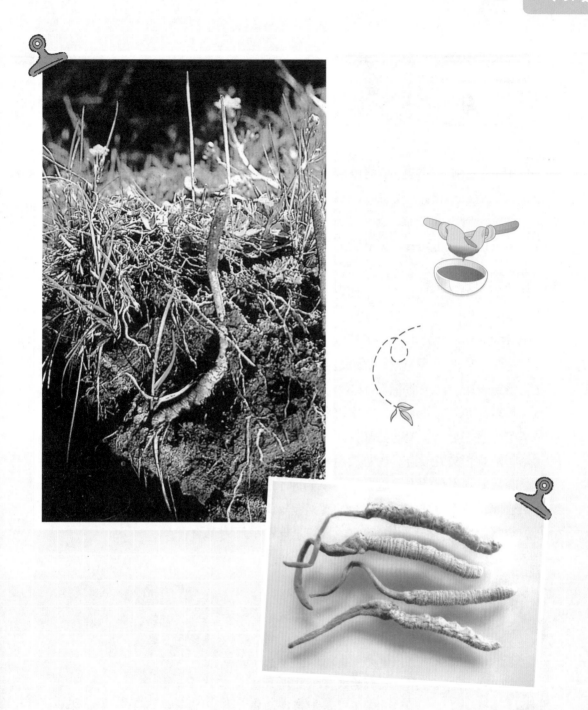

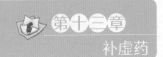

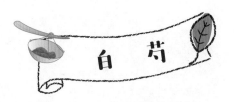

白 芍

相传，三国时期神医华佗日常行医之余，在其后宅辟药园、凿药池、建药房、种草药。一日，一位客人来访，知道华佗爱种草药，就送了一棵白芍给他。华佗一时没太在意，随手就把它种在了屋前。一段时间之后，在一个深夜，华佗正在研读医书，突然听到窗外有女子的啼哭声，及至出去看时，却没有看见人影，门前只有那一株白芍。华佗迷惑地回到屋里，不多时，却又再次听到了原先的那个哭声，出门再看，却也依然如故。于是，感到奇怪的华佗唤醒了熟睡中的妻子，把刚才的情况告诉了她。妻子望着窗外的花木草药说："这里的一草一木，到你手里都成了良药，被你用来救活了无数患者的生命，唯有这株白芍被冷落一旁，想来是你没有查清它的用处，没有把它派上用场，使它感到委屈了。"难道还有这种事？华佗听了以后将信将疑。

事有凑巧，过了几日，华佗的妻子突发血崩腹痛，寻常用药无效。无意之中华佗的妻子听到了屋前的啼哭声，难道白芍想来指点于我？想来必定如此，于是，她瞒着丈夫，自己挖起白芍根煎水喝了。不过半日，腹痛渐止，真的有效果啊！欣喜不已的妻子赶紧把此事告诉了丈夫，华佗听了以后大吃一惊，难道自己真的委屈了白芍？仔细研究后，华佗发现白芍具有养血调经、敛阴止汗、柔肝止痛、平抑肝阳等功效，真的是株不平凡的宝药啊。

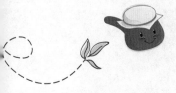

来源

白芍为毛茛科植物芍药 *Paeonia lactiflora* Pall. 的干燥根。

药材性状

本品呈圆柱形，平直或稍弯曲，两端平截，长5~18厘米，直径1~2.5厘米。表面类白色或淡棕红色，光洁或有纵皱纹及细根痕，偶有残存的棕褐色外皮。质坚实，不易折断，断面较平坦，类白色或微带棕红色，形成层环明显，射线放射状。气微，味微苦、酸。

性味归经

苦、酸，微寒。归肝、脾经。

功能主治

养血调经，敛阴止汗，柔肝止痛，平抑肝阳。用于血虚萎黄，月经不调，自汗，盗汗，胁痛，腹痛，四肢挛痛，头痛眩晕。不宜与藜芦同用。

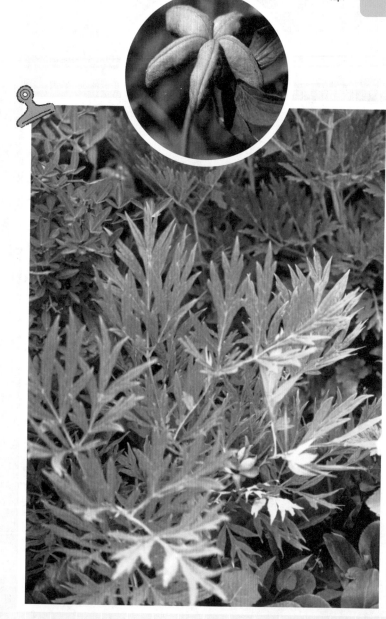

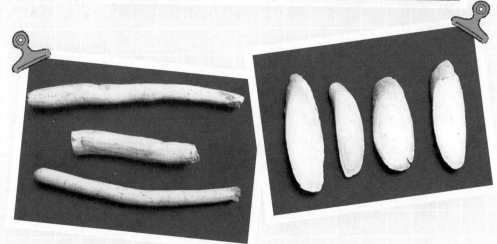

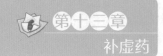

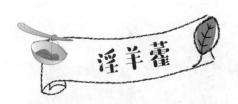

　　相传，南北朝时，著名医药学家陶弘景在采药途中经过一山沟，听见一位老羊倌对旁人说："有一种生长在灌木丛中的怪草，其叶青，一根数茎，高达一二尺，羊爱吃，吃了此草后公羊可令母羊受孕率增高。"老羊倌随意的话，引起了陶弘景的注意，莫非这怪草是一味尚未被发掘的补肾良药？于是，他虚心向老羊倌请教，老羊倌也热心地将他领到山坡灌木丛中仔细观察辨认。经反复临床验证，这种怪草确有补肾壮阳、促进生殖的作用，经过陶弘景的推广应用，人们逐渐地认识到怪草的药用价值，慢慢地怪草就成为人们公认的补肾良药。古人俗谚有云："西川北部有淫羊，盖食此藿多生羊。"故名"淫羊藿"，又名"仙灵脾"。

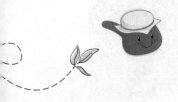

来源

　　淫羊藿为小檗科植物淫羊藿 *Epimedium brevicomu* Maxim.、箭叶淫羊藿 *Epimedium sagittatum*（Sieb.et Zucc.）Maxim.、柔毛淫羊藿 *Epimedium pubescens* Maxim. 或朝鲜淫羊藿 *Epimedium koreanum* NaKai 的干燥叶。

药材性状

　　箭叶淫羊藿一回三出复叶，小叶片长卵形至卵状披针形，长4~12厘米，宽2.5~5厘米；先端渐尖，两侧小叶基部明显偏斜，外侧多呈箭形。下表面疏被粗短伏毛或近无毛。叶片革质。

性味归经

　　辛、甘，温。归肝、肾经。

功能主治

　　补肾阳，强筋骨，祛风湿。用于肾阳虚衰，阳痿遗精，筋骨痿软，风湿痹痛，麻木拘挛。

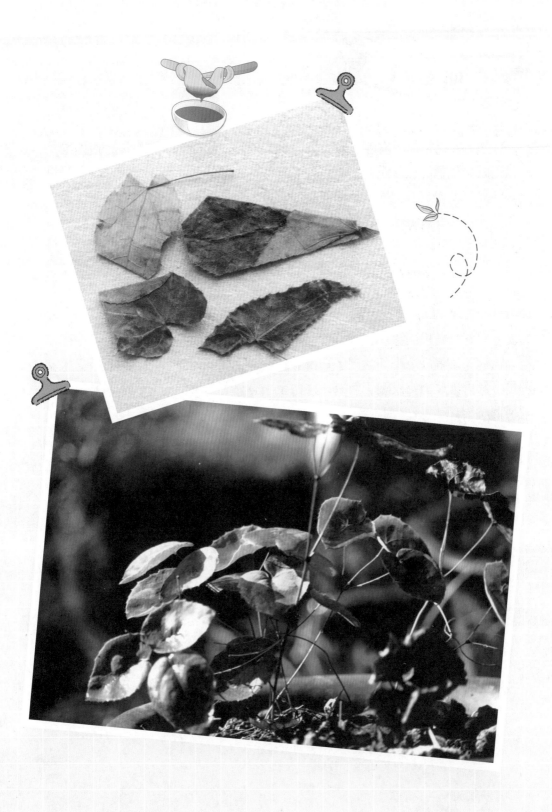

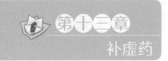

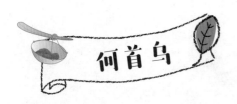

相传，唐朝时有一位姓何的男子，小名田儿，从小体弱多病，骨瘦如柴，成日里眩晕倦怠、肢体乏力，虽多方寻求各种民间草药、偏方进行医治也没见太好的效果，未过五十岁便已须发全白，仿如老叟一般，更遑论娶妻生子了。正当田儿以为自己快要成为入土之人的时候，一日夜里，他梦见后山上长出了两株神奇的药藤，也梦见仙人指点他此药藤可治其病。田儿醒后，将信将疑，赶紧出门上山，还真的给他发现了和梦中一模一样的两株药藤。他按梦中仙人的指点将药藤的地下块根挖取出来进食，日复一日，田儿逐渐变得步履轻快，耳聪目明，须发重新变得乌黑，仿若重生少年一般。见此情形，家人又张罗着为其娶亲生子，据说后来田儿年过六十还生了好多子女，其子孙依祖训吃这种块根后个个都活到了一百岁，而且人人身体健壮，及至高龄仍须发不白。世人因此植物发现于何家，并由于它有显著黑发的功效，故而命名它为"何首乌"。

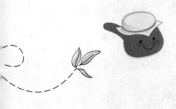

来源

何首乌为蓼科植物何首乌*Polygonum multiflorum* Thunb. 的干燥块根。

药材性状

本品呈团块状或不规则纺锤形，长6~15厘米，直径4~12厘米。表面红棕色或红褐色，皱缩不平，有浅沟，并有横长皮孔样突起和细根痕。体重，质坚实，不易折断，断面浅黄棕色或浅红棕色，显粉性，皮部有4~11个类圆形异型维管束环列，形成云锦状花纹，中央木部较大，有的呈木心。气微，味微苦而甘涩。

性味归经

苦、甘、涩，微温。归肝、心、肾经。

功能主治

解毒，消痈，截疟，润肠通便。用于疮痈，瘰疬，风疹瘙痒，久疟体虚，肠燥便秘。

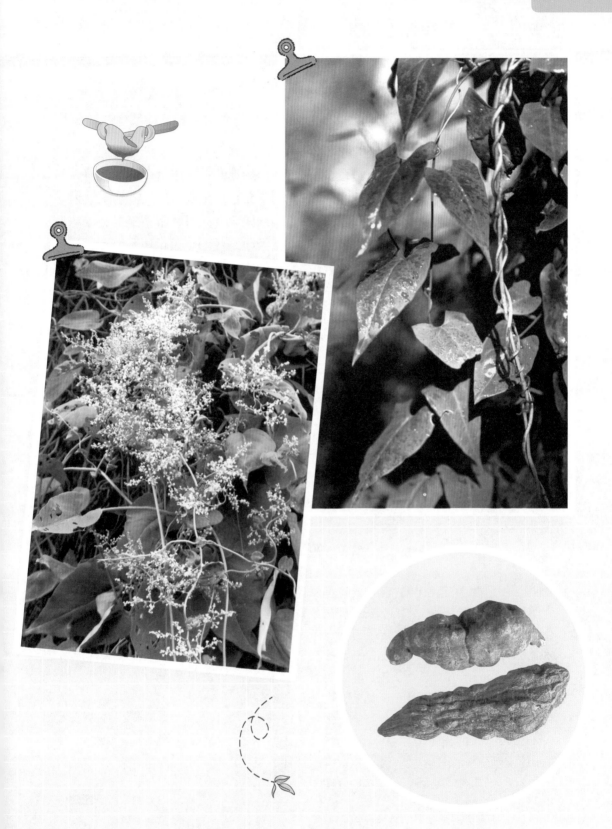

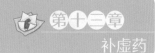

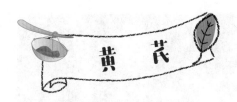

黄 芪

《旧唐书·方技传》记载：唐朝许胤宗曾在南陈新蔡王手下做官，一日，新蔡王的柳太后突然患中风说不出话来，请遍名医治疗都没有效果。柳太后因为口噤不能服药，眼见病情一日比一日加重，众医束手无策，新蔡王更是心急如焚。精通医药的许胤宗得知此事后，主动请缨前来救治。只见他不慌不忙，用黄芪、防风两味药煮汤数十斛，放到柳太后的床下，一时间药气弥漫，烟雾缭绕，受到热汤气熏蒸的柳太后一下就感觉舒服了很多，当日夜里就能说话了。又过了没多久，柳太后便康复得同以前一样了。此事流传了出去，慢慢地大家都知道了黄芪是一味可以补气升阳，又可以用于治疗中风等很多疾患的良效中药材。

来源

黄芪为蝶形花科植物蒙古黄芪 *Astragalus membranaceus*（Fisch.）Bge.var.*mongholicus*（Bge.）Hsiao 或膜荚黄芪 *Astragalus membranaceus*（Fisch.）Bge. 的干燥根。

药材性状

本品呈圆柱形，有的有分枝，上端较粗，长30~90厘米，直径1~3.5厘米。表面淡棕黄色或淡棕褐色，有不整齐的纵皱纹或纵沟。质硬而韧，不易折断，断面纤维性强，并显粉性，皮部黄白色，木部淡黄色，有放射状纹理和裂隙，老根中心偶有枯朽状，黑褐色或呈空洞。气微，味微甜，嚼之微有豆腥味。

性味归经

甘，微温。归肺、脾经。

功能主治

补气升阳，固表止汗，利水消肿，生津养血，行滞通痹，托毒排脓，敛疮生肌。用于气虚乏力，食少便溏，中气下陷，久泻脱肛，便血崩漏，表虚自汗，气虚水肿，内热消渴，血虚萎黄，半身不遂，痹痛麻木，痈疽难溃，久溃不敛。

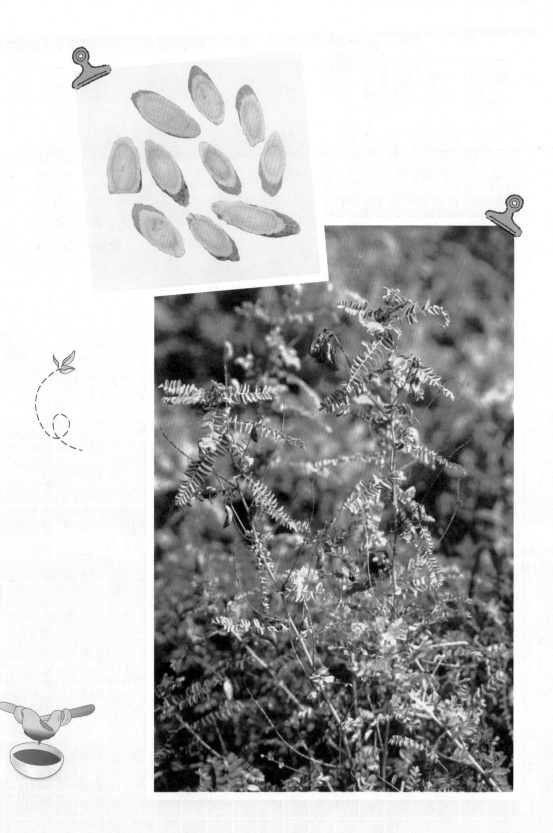

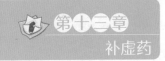

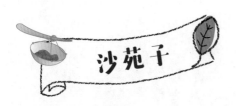

沙苑子

相传，唐玄宗有一个女儿叫永乐公主，自幼羸弱多病，到了十三四岁时仍然是个骨瘦如柴的黄毛丫头。在她十五岁时，发生了"安史之乱"，永乐公主被奶妈带着逃出了皇宫，流落到了陕西沙苑一带民间。在这个时期，永乐公主常以当地所产的蒺藜子为茶，没想到，两三年间公主竟病患全无，日渐长得亭亭玉立，肤如凝脂，犹如出水芙蓉一般。永乐公主明白，这全是蒺藜子的功效所致。待到"安史之乱"平定，永乐公主也回到了皇宫，深感蒺藜子妙用的永乐公主将蒺藜子送给皇兄唐肃宗服用，不多久唐肃宗竟也变得目清睛明，精力充沛。唐肃宗因此大赞蒺藜子，赐其名曰"沙苑子"，从此，沙苑子名扬天下。

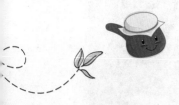

药材性状

本品略呈肾形而稍扁，长2~2.5毫米，宽1.5~2毫米，厚约1毫米。表面光滑，褐绿色或灰褐色，边缘一侧微凹处具圆形种脐。质坚硬，不易破碎。子叶2，淡黄色，胚根弯曲，长约1毫米。气微，味淡，嚼之有豆腥味。

来源

沙苑子为蝶形花科植物扁茎黄芪*Astragalus complanatus* R. Br. 的干燥成熟种子。

性味归经

甘，温。归肝、肾经。

功能主治

补肾助阳，固精缩尿，养肝明目。用于肾虚腰痛，遗精早泄，遗尿尿频，白浊带下，眩晕，目暗昏花。

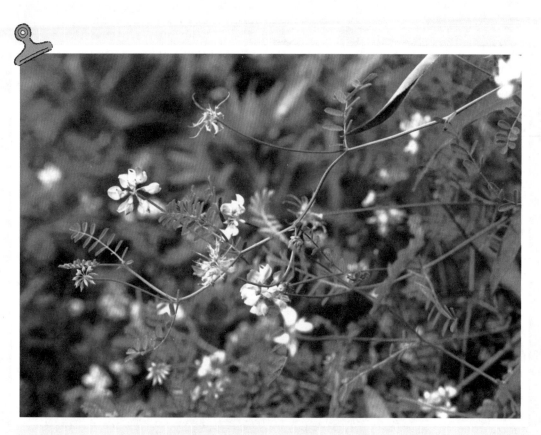

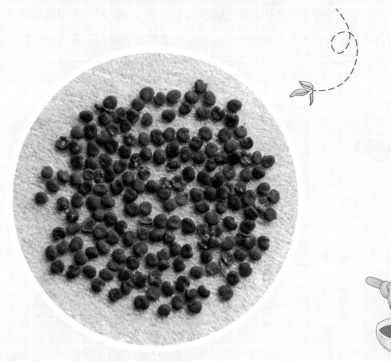

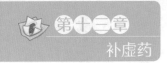

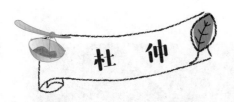

杜 仲

传说，古时在洞庭湖畔生活着一群靠拉纤绳谋生的纤夫。他们每日都在岸上肩背纤绳，拉着湖里沉重的货船，日子久了，低头弯腰拉纤的纤夫们十有八九都患上了腰膝疼痛的顽疾。当时有一位年轻的纤夫，名叫杜仲，看到乡亲们被病痛折磨，下决心不畏艰难，一定要找到能给大家治病的良药。有一日，他在山上遇见了一位老药翁，便拜求老药翁指点，老药翁说："有一种树的树皮可以治你所说的这种病，只不过这树长在深山老林的山顶，上去会很危险。"杜仲听了一心就想采到药材，什么危险不危险的他丝毫没有放在心上，于是他毅然独自一人往山上爬去，拼命地采集了好多那种树皮。可就当他满心欢喜地回家的时候，不幸的事情发生了，精疲力竭的杜仲被山洪冲走了，牺牲在为乡亲们采药的路上。

洞庭湖畔的纤夫们听闻这一噩耗，全体动员去找寻杜仲，几经艰辛，终于在湖边找到了杜仲的遗体，只见杜仲还面带笑意，怀里还紧紧抱着一捆采集的树皮，悲痛不已的纤夫们好好安葬了杜仲以后，尝试着吃完了杜仲采集到的树皮，原有的腰膝疼痛居然真的都大为好转了。为了感恩纪念不惜牺牲自己生命为大家采药的杜仲，深受感动的纤夫们就把这种树皮命名为"杜仲"。

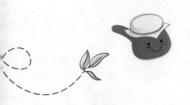

来源

杜仲为杜仲科植物杜仲*Eucommia ulmoides* Oliv. 的干燥树皮。

药材性状

本品呈板片状或两边稍向内卷，大小不一，厚3~7毫米。外表面淡棕色或灰褐色，有明显的皱纹或纵裂槽纹，有的树皮较薄，未去粗皮，可见明显的皮孔。内表面暗紫色，光滑。质脆，易折断，断面有细密、银白色、富弹性的橡胶丝相连。气微，味稍苦。

性味归经

甘，温。归肝、肾经。

功能主治

补肝肾，强筋骨，安胎。用于肝肾不足，腰膝酸痛，筋骨无力，头晕目眩，妊娠漏血，胎动不安。

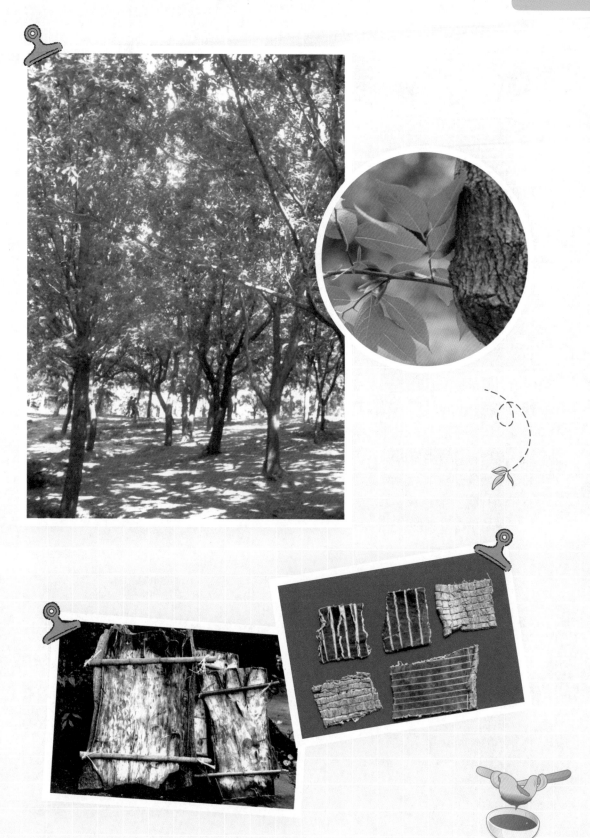

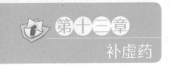

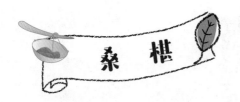

桑　椹

公元前205年，汉王刘邦被西楚霸王项羽于彭城（今江苏徐州）击败，刘邦仓皇间只带着数十骑兵西向出逃，及至萧县东南险峻山谷"黄桑峪"时，追兵已至，不得不止步先藏。刘邦一行人慌乱中躲进了一个阴暗的山洞，心思缜密的他不忘让手下刻意保留了洞口蜘蛛网的原样。不多时，项羽追兵扬鞭纵马而至，见洞口蛛网密布，料定未曾有人闯入，于是徘徊观望片刻后便呼啸而去。

刘邦暂时躲过了一劫，但却因惊累过度，导致旧病复发，一时间头痛欲裂，腰酸腿软，便秘难当，苦不堪言。好在时值初夏，桑树硕果累累，刘邦见此光景，命人出洞采摘桑椹以解渴充饥。刘邦初尝桑椹，便觉其酸甜可口，身上的病痛都似乎减轻了一半。一连数日，刘邦天天别无餐饮，只凭桑椹果腹，神奇的是，几日之后，刘邦原有的头痛消失了，腰腿酸软好了，大便也通了，全身又恢复了活力，这都是桑椹的功劳啊！后来，刘邦西经荥阳，回归汉中故地，养精蓄锐后重整旗鼓、东山再起，历经血战之后终于反攻击败项羽，成为大汉王朝的开国皇帝。成就帝业的汉高祖刘邦对彭城之战刻骨铭心，更感激黄桑峪那片神奇的桑林，与王公大臣餐饮之时经常与人提起当年桑椹的救命之恩，对桑椹情有独钟。

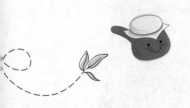

来源

桑椹为桑科植物桑 *Morus alba* L. 的干燥果穗。

药材性状

本品为聚花果，由多数小瘦果集合而成，呈长圆形，长1~2厘米，直径0.5~0.8厘米。黄棕色、棕红色或暗紫色，有短果序梗。小瘦果卵圆形，稍扁，长约2毫米，宽约1毫米，外具肉质花被片4枚。气微，味微酸而甜。

性味归经

甘、酸，寒。归心、肝、肾经。

功能主治

滋阴补血，生津润燥。用于肝肾阴虚，眩晕耳鸣，心悸失眠，须发早白，津伤口渴，内热消渴，肠燥便秘。

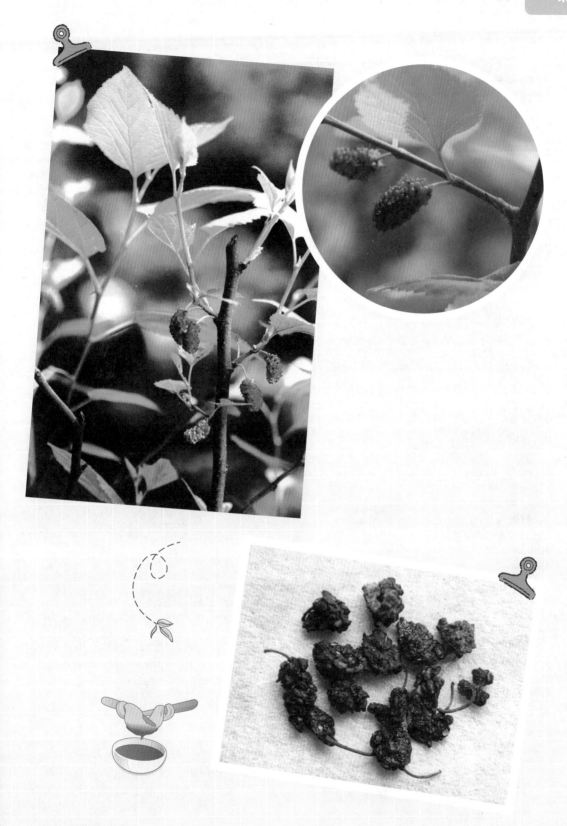

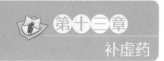

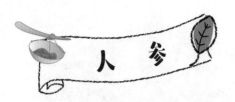

人 参

传说，从前长白山脚下住着兄弟俩人，他们相依为命，以打猎为生。一年冬天，山上突然下起了漫天鹅毛大雪，把下山的道路都封了，已经来不及下山的他们只能躲在山窝里度过这个冬天。为了节约粮食，他们在山窝的四周时不时挖些草根来当粮食。在挖草根的过程当中，他们发现了一种手指粗的藤秸，挖出来一看根子像胳膊一般粗，放进嘴里一尝，甜津津的。于是两个人就挖完了吃、吃完了挖，整个冬天都用这个东西来补充着粮食的短缺。

直到第二年开春，风停雪化，两个人才满载着猎物下山回家。村里的人见到他们又白又胖地回来了，都奇怪地问：“你们在山里吃了什么好东西啊？”于是兄弟俩拿出在山窝里挖出的那种草根给大家看，可是谁也不认识它到底是什么。这东西的根须伸展着像人的胳膊和腿，主体像什么呢？活脱脱的就像是人身啊！关键是，吃了这种东西，真的有大补元气，补益身体的作用。慢慢地，大家觉得吃“人身”这个说法不太合适，就改为叫其谐音“人参”了。

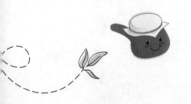

来源

人参为五加科植物人参Panax ginseng C. A. Mey. 的干燥根和根茎。

药材性状

主根呈纺锤形或圆柱形，长3~15厘米，直径1~2厘米。表面灰黄色，上部成全体有疏浅断续的粗横纹及明显的纵皱，下部有支根2~3条，并着生多数细长的须根，须根上常有不明显的细小疣状突出。根茎（芦头）长1~4厘米，直径0.3~1.5厘米，多拘挛而弯曲。具不定根（芋）和稀疏的凹窝状茎痕（芦碗）。质较硬，断面淡黄白色，显粉性，形成层环纹棕黄色，皮部有黄棕色的点状树脂道及放射状裂隙。香气特异，味微苦、甘。

性味归经

甘、微苦，微温。归脾、肺、心、肾经。

功能主治

大补元气，复脉固脱，补脾益肺，生津养血，安神益智。用于体虚欲脱，肢冷脉微，脾虚食少，肺虚喘咳，津伤口渴，内热消渴，气血亏虚，久病虚羸，惊悸失眠，阳痿宫冷。不宜与藜芦、五灵脂同用。

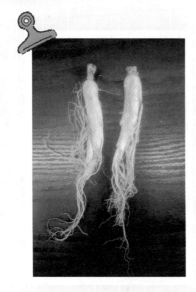

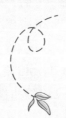

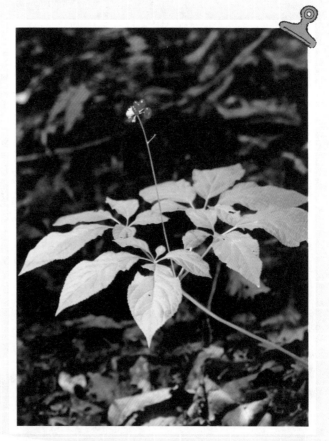

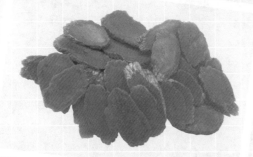

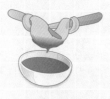

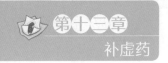

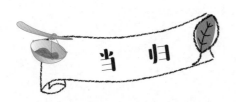

当归

相传，古时有一青年药农，新婚不久就为了讨生活而再次进深山挖药。青年药农心想，这一回一定要坚持长一点时间，要采摘到足够多的好药材。抱着这个心态，青年药农在山路上越走越远，一去三年音讯全无！时间太久了，大家都以为青年药农采药时发生了什么意外而身故了，其妻子更是忧心忡忡，忧虑交加之下气血并虚得了严重的妇科病。婆婆见媳妇形体消瘦，茶饭不思，顿生怜悯之心，劝她不如改嫁。妻子初有不舍，后来也以为丈夫三年杳无音讯，料想也是凶多吉少了，便经不住人们的劝说而另行选择了新配偶。谁知道她改嫁后不久，一日，青年药农突然回来了，当他得知妻子已经改嫁，后悔不迭，悔恨交加中，青年药农得知她家境艰难，便赠其一些山上带回来的好药材，让她去卖钱度日。青年药农走后，妇人痛不欲生，一时冲动就想到了轻生，想要胡乱煎服一些药来了却自己的生命。谁知道她连吃了几日青年药农赠的药材以后，非但没有出现问题，原有的一些妇科病竟然也逐渐好了起来，脸色越来越红润，身体也越来越好。人们为了记取青年药农当归不归的教训，为了避免再有此类不幸发生，遂将此良药取名为"当归"。

药材性状

本品略呈圆柱形，下部有支根3~5条或更多，长15~25厘米。表面浅棕色至棕褐色，具纵皱纹及横长皮孔样突起。根头（归头）1.5~4厘米，具环纹，上端圆钝，或具数个明显突出的根茎痕，有紫色或黄绿色的茎和叶鞘残基；主根（归身）表面凹凸不平；支根（归尾）直径0.3~1厘米，上粗下细，多扭曲，有少数须根痕。质柔韧，断面黄白色或淡黄棕色，皮部厚，有裂隙和多数棕色点状分泌腔，木部色较淡，形成层环黄棕色。有浓郁的香气，味甘、辛、微苦。

来源

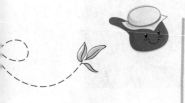

当归为伞形科植物当归 *Angelica sinensis* （Oliv.）Diels 的干燥根。

性味归经

甘、辛，温。归肝、心、脾经。

功能主治

补血活血，调经止痛，润肠通便。用于血虚萎黄，眩晕心悸，月经不调，经闭痛经，虚寒腹痛，风湿痹痛，跌扑损伤，痈疽疮疡，肠燥便秘。

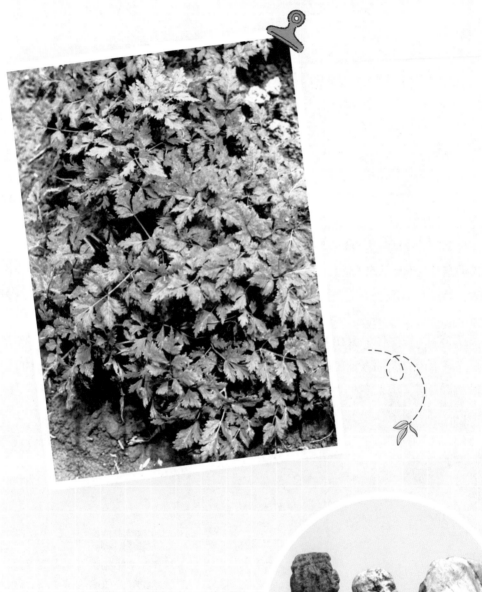

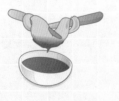

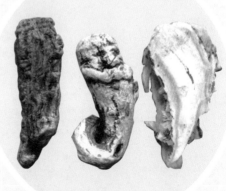

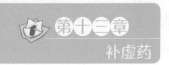

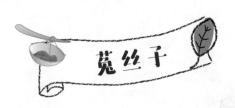

菟丝子

相传，早年有一个财主很喜欢养兔子，还特地雇请了一位长工专门为他饲养兔子，财主规定，如果丢失或者死了一只兔子，就得克扣长工三个月的工钱。一日，长工不慎失手撞伤了一只兔子的腰脊，他怕财主知晓，便悄悄地将受伤的兔子藏在了后院外的一片黄豆地里。但是到了晚上，财主发觉少了一只兔子，非逼长工赔偿不可。长工无奈，只得去黄豆地里想抱回受伤的兔子，谁知到了那，看到白天还病恹恹的那只兔子，现在竟活蹦乱跳得很是精神。长工觉得此中肯定有些原因，于是便循踪细觅，只见兔子吃了玩、玩了吃，总是在啃吃一种缠在豆秸秆上野生黄丝藤的种子，难道这种种子能治腰伤？想到自己父亲恰好不久前也伤了腰正卧床在家，长工抓回兔子后，顺便也采摘了一些种子回家试着给父亲服用。真是神奇呢，吃了种子之后，没几日，原来卧床日久的父亲，居然就能自己下地慢慢走动了，连服了两个月，他父亲的病竟然痊愈了。

此事之后，长工离开了财主家，转为专门采药制药为人治病，慢慢地竟成了方圆百里内有名的专治腰伤的良医。因为此草药藤细如丝，其种子最早治好的是兔子的病情，后人便在"兔"字上加了个草头，予其名曰"菟丝子"。

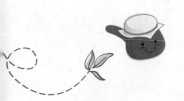

来源

菟丝子为旋花科植物南方菟丝子 *Cuscuta australis* R.Br. 或菟丝子 *Cuscuta chinensis* Lam. 的干燥成熟种子。

药材性状

本品呈类球形。直径1~2毫米。表面灰棕色至棕褐色，粗糙。种脐线形或扁圆形。质坚实，不易以指甲压碎。气微，味淡。

性味归经

辛、甘，平。归肝、肾、脾经。

功能主治

补益肝肾，固精缩尿，安胎，明目，止泻；外用消风祛斑。用于肝肾不足，腰膝酸软，阳痿遗精，遗尿尿频，肾虚胎漏，胎动不安，目昏耳鸣，脾肾虚泻；外治白癜风。

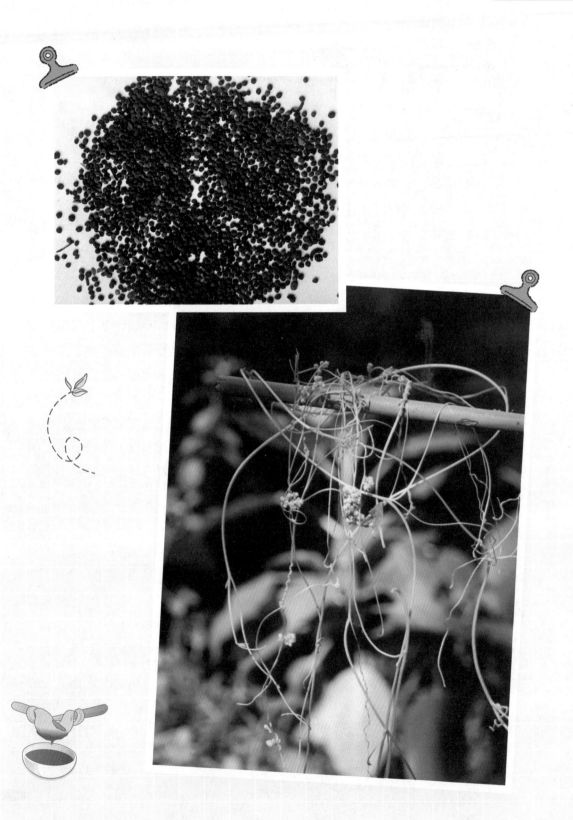

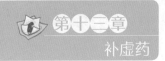

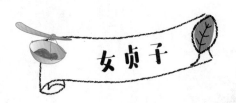

女贞子

相传，古时有一员外，膝下只有一女，年方二八，品貌端庄，窈窕动人，琴棋书画俱通，求婚者络绎不绝，小姐均不应允。原来员外之女早就与家中的教书先生私订了终身，非教书先生不嫁。这个教书先生乃一落榜书生，久不得志，员外贪图富贵，当然不会同意女儿与其交往，还强行将女儿许配给了县令之子。女儿百般无奈之下，悲愤地于出嫁之日一头撞死在了闺房之中以表明心迹。教书先生听闻小姐为自己殉情，又惊又悔，茶饭不思，忧郁成疾，不过几日便形容枯槁、须发俱白。

数年之后，教书先生仍思情不减，这一日来到小姐的坟前凭吊，但见坟前长出了一株枝叶繁茂的植物，果实乌黑发亮。教书先生触景生情，禁不住摘了几颗果实放入口中，其味道甘苦，直沁心脾，顿觉精神倍增。从此，教书先生经常到此摘食此果实，神奇的是，一段时日以后，教书先生的须发逐渐变回乌黑了，身体的旧疾也逐渐好了，教书先生精神振奋，再次赴京赶考，竟然金榜题名考取了进士。功成名就的教书先生对小姐的思念丝毫未减，他把小姐坟前的那株植物移植到了京城的家中，每每深情地吟道："此树即尔兮，求不分离兮。"这种果实象征着为真爱贞烈不屈的女子，世人将其美誉为"女贞子"。

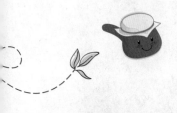

来源

女贞子为木犀科植物女贞 *Ligustrum lucidum* Ait. 的干燥成熟果实。

药材性状

本品呈卵形、椭圆形或肾形。长 6~8.5 毫米，直径 3.5~5.5 毫米。表面黑紫色或灰黑色，皱缩不平，基部有果梗痕或具宿萼及短梗。体轻。外果皮薄，中果皮较松软，易剥离，内果皮木质，黄棕色，具纵棱，破开后种子通常为 1 粒，肾形，紫黑色，油性。气微，味甘、微苦涩。

性味归经

甘、苦，凉。归肝，肾经。

功能主治

滋补肝肾，明目乌发。用于肝肾阴虚，眩晕耳鸣，腰膝酸软，须发早白，目暗不明，内热消渴，骨蒸潮热。

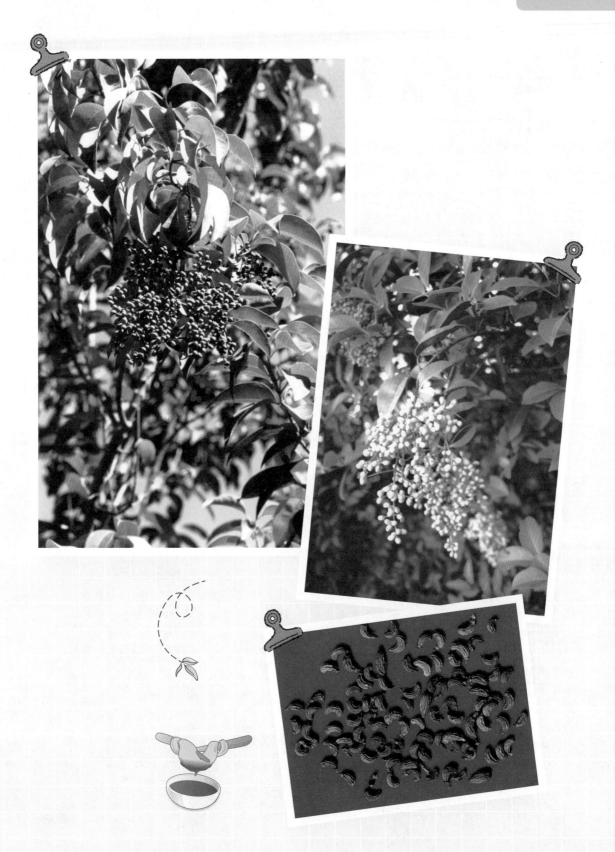

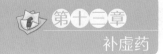
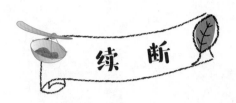

续　断

　　相传，古时有位郎中来到一个山村，见村民们围着一个昏死的年轻人号啕痛哭。年轻人看样子似乎快不行了，热心救死扶伤的郎中赶紧取出来一颗药丸，用水给年轻人灌下，这颗药丸一下肚，年轻人不多时竟然就回过气来，居然活了！惊喜不已的村民们一齐跪谢郎中，并问此为何药，郎中告诉大家这是"还魂丹"。当地恶霸闻讯，强行要郎中献出还魂丹的处方，郎中誓死不从，恼怒的恶霸及其手下残忍地将郎中的双腿打断了。村民们敢怒不敢言，只能等恶霸离去以后才将伤重的郎中接回了家中，看见好心善良的郎中为了救治年轻人而惨遭毒手，村民们都十分过意不去，个个都眼中含泪，也不知道谁带起了头，一时间哭啼声四起。郎中看着痛哭的村民们，也是感触良多，他强忍着疼痛，反而安慰起他们来："没事没事，我有良药，可保肢体恢复无虞。"随后，郎中教村民们在附近找到一种草药，请村民们定时采摘回来给他煎汤服用。真是神药啊，不多时，郎中的断腿居然像续接上去了一样，完全长好恢复如前了！郎中的腿伤好了，也就打算离开村子继续四方行医去了，临走前，他把还魂丹和治腿伤的药方都秘密地传授给了村民，其中治疗断腿的那味草药，就是后人称之为理伤良药的"续断"。

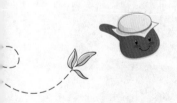

　　续断为川续断科植物川续断 *Dipsacus asper* Wall. ex Henry 的干燥根。

药材性状

　　本品呈圆柱形，略扁，有的微弯曲。长5~15厘米，直径0.5~2厘米。表面灰褐色或黄褐色，有稍扭曲或明显扭曲的纵皱及沟纹，可见横裂的皮孔样斑痕和少数须根痕。质软，久置后变硬，易折断，断面不平坦，皮部墨绿色或棕色，外缘褐色或淡褐色，木部黄褐色，导管束呈放射状排列。气微香，味苦、微甜而后涩。

性味归经

　　苦、辛，微温。归肝、肾经。

功能主治

　　补肝肾，强筋骨，续折伤，止崩漏。用于肝肾不足，腰膝酸软，风湿痹痛，跌扑损伤，筋伤骨折，崩漏，胎漏。

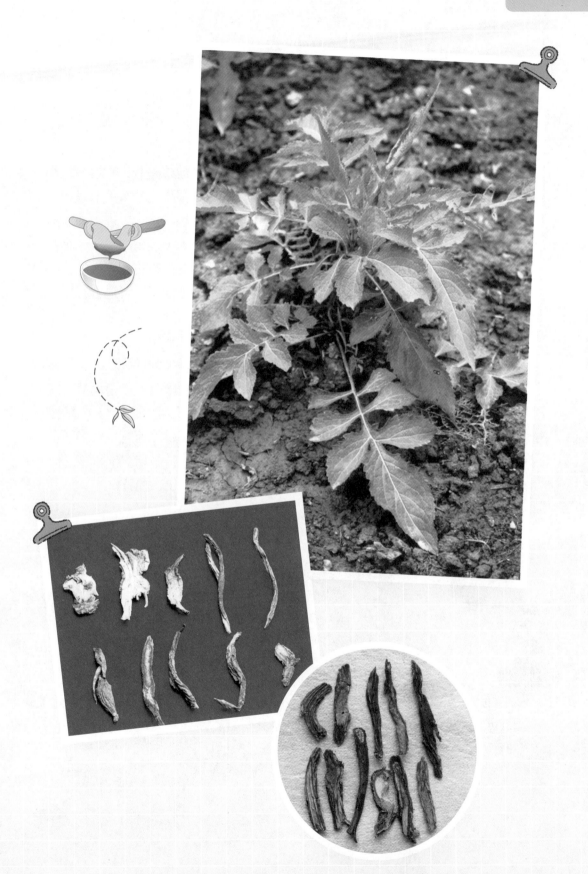

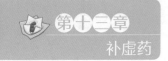

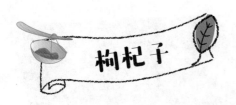

枸杞子

传说，三国时道士王元真隐居于浙江永嘉石室，其徒弟心善，常留粮食给师傅，自己只挖些山姜蒸熟充饥。某冬日凌晨，徒弟在溪水边洗菜的时候，突然看见两只小花狗嬉耍追逐，他一个箭步追上去，哪知小花狗一闪逃入灌木丛中就不见踪影了。不多时，小花狗又跑了出来，待徒弟追寻过去的时候，小花狗又像隐身一般每每消失在了灌木丛中，徒弟很迷惑，就回去将此事告知了师傅。王元真听了也觉得有点奇怪，便肩扛锄头与徒弟悄悄地躲在溪边岩石后守候窥视。没过多久，两只小花狗又从灌木丛中跑了出来，师徒两人紧紧跟着追了过去，小花狗又像以往那样一闪就遁入了灌木丛中，两人跟进去把土挖开，只见泥土中露出了两块小狗状鲜根，硬如坚石。王元真疑其为神赐之物，惊喜之余遂带回石室，命徒弟添柴候火，于陶罐中蒸煮。至第三夜，徒弟疲甚，唇焦舌燥，忍不住将煎汁饮了半勺，一入咽喉，觉味微苦而清香，令人心旷神怡。及至黎明，师徒分食，竟身轻欲飘，精神倍增，果然是神药啊！后来王元真师徒留下了此药传给世人，因此药系小花狗所结，故取其名曰"狗结"，传着传着，便谐其音美其名称之为"枸杞"了。

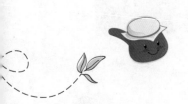

药材性状

本品呈类纺锤形或椭圆形，长6~20毫米，直径3~10毫米。表面红色或暗红色，顶端有小突起状的花柱痕，基部有白色的果梗痕。果皮柔韧，皱缩；果肉肉质，柔润。种子20~50粒，类肾形，扁而翘，长1.5~1.9毫米，宽1~1.7毫米，表面浅黄色或棕黄色。气微，味甜。

来源

枸杞子为茄科植物宁夏枸杞*Lycium barbarum* L. 的干燥成熟果实。

性味归经

甘，平。归肝、肾经。

功能主治

滋补肝肾，益精明目。用于虚劳精亏，腰膝酸痛，眩晕耳鸣，阳痿遗精，内热消渴，血虚萎黄，目昏不明。

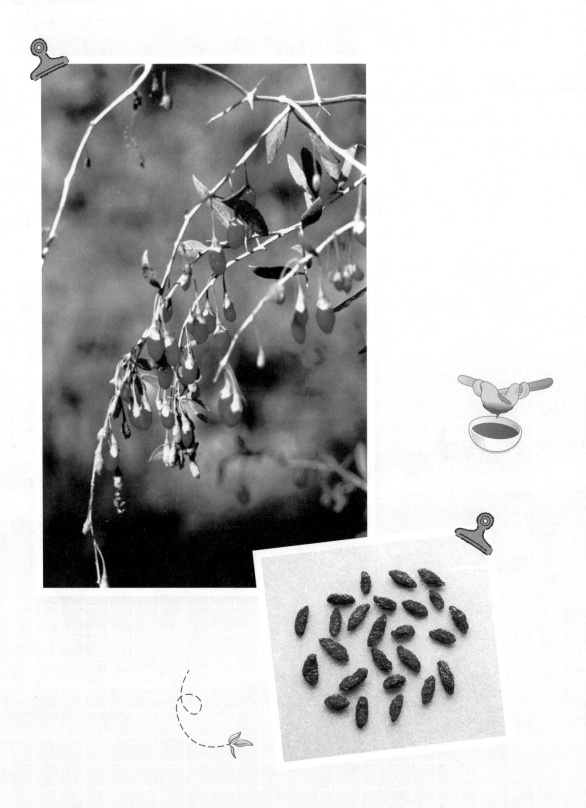

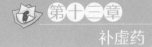

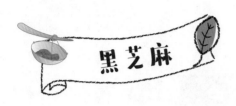

黑芝麻

相传，清朝慈禧太后十分讲究养生，非常信赖药膳食补。一日，慈禧太后食欲不佳，命厨子们做一样新鲜的美食来调节一下口味。御膳房的御厨们老是在山珍海味上做文章，可怎么也满足不了慈禧太后的要求。这个事情让山东著名的药膳大师田中宝得知后，主动请缨前来帮忙。他心想：慈禧太后可能就是因为珍馐吃多了才食欲不振，还在山珍海味上捣鼓，那肯定是不行的。于是，他特意调配了一碗用黑芝麻、黄豆等食材所组成的汤，慈禧太后品尝后凤颜大悦，对之赞不绝口。从此，黑芝麻也进入了皇宫，成了皇帝、太后膳食里的常客。

药材性状

本品呈扁卵圆形，长约3毫米，宽约2毫米。表面黑色，平滑或有网状皱纹，尖端有棕色点状种脐。种皮薄，子叶2，白色，富油性。气微，味甘，有油香气。

性味归经

甘，平。归肝、肾、大肠经。

功能主治

补肝肾，益精血，润肠燥。用于精血亏虚，头晕眼花，耳鸣耳聋，须发早白，病后脱发，肠燥便秘。

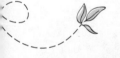

来源

黑芝麻为脂麻科植物脂麻*Sesamum indicum* L.的干燥成熟种子。

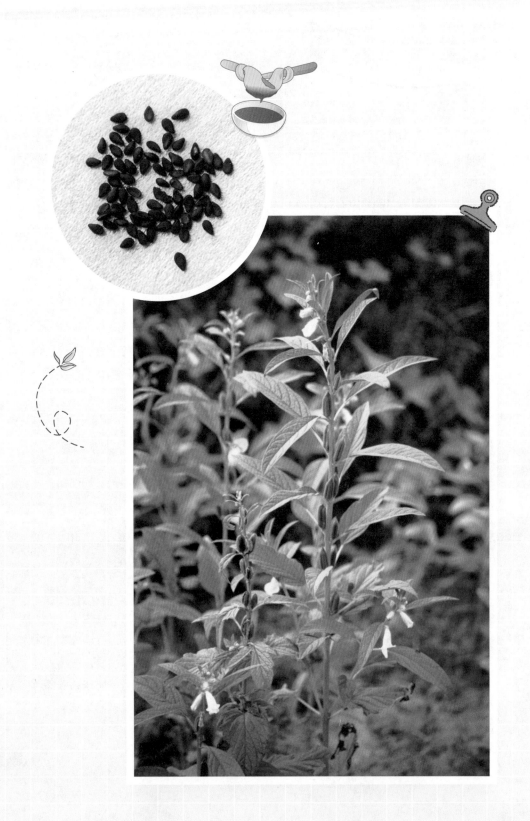

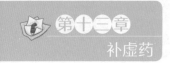

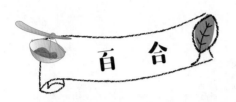

百合

相传，东海上有一伙海盗，经常到海边打劫渔民。一日，海盗又来抢掠一个渔村，随后把妇女和儿童强行困在了一个孤岛上。没过几日海盗们就又跑出去作恶了，恰好海上刮起了飓风，一时间狂风大作，掀翻了贼船，淹死了全部的海盗。这是坏事做尽的海盗得到的报应，孤岛上的妇女和儿童惊喜不已。可是，孤岛不出产粮食，四周又是望不见边的大海，没有办法逃离，人们饿得头晕眼花，不得不在岛上到处找东西来充饥。不多时，有个妇女发现并挖来了一些根子圆圆的像大蒜头一样的野草根子，大家煮熟一尝，还挺好吃的！于是，所有人都纷纷开始挖食这种植物。她们发现，这种东西不但能充饥解饿，还兼有补益的作用。原先几个身体瘦弱、痨伤咳血的患者，吃了这种东西之后也都恢复了健康。因这种野草根子救活的妇女和儿童人数合起来正好是一百人，因此，待后来他们获救回去之后就把这种良药叫作"百合"并流传了下来。

来源

百合为百合科植物卷丹 *Lilium lancifolium* Thunb.、百合 *Lilium brownii* F. E. Brown var. *viridulum* Baker 或细叶百合 *Lilium pumilum* DC. 的干燥肉质鳞叶。

药材性状

本品呈长椭圆形，长2~5厘米，宽1~2厘米，中部厚约1.3~4毫米。表面黄白色至淡棕黄色，有的微带紫色，有数条纵直平行的白色维管束。顶端稍尖，基部较宽，边缘薄，微波状，略向内卷曲，质硬而脆，断面较平坦，角质样。气微，味微苦。

性味归经

甘，寒。归心、肺经。

功能主治

养阴润肺，清心安神。用于阴虚燥咳，劳嗽咳血，虚烦惊悸，失眠多梦，精神恍惚。

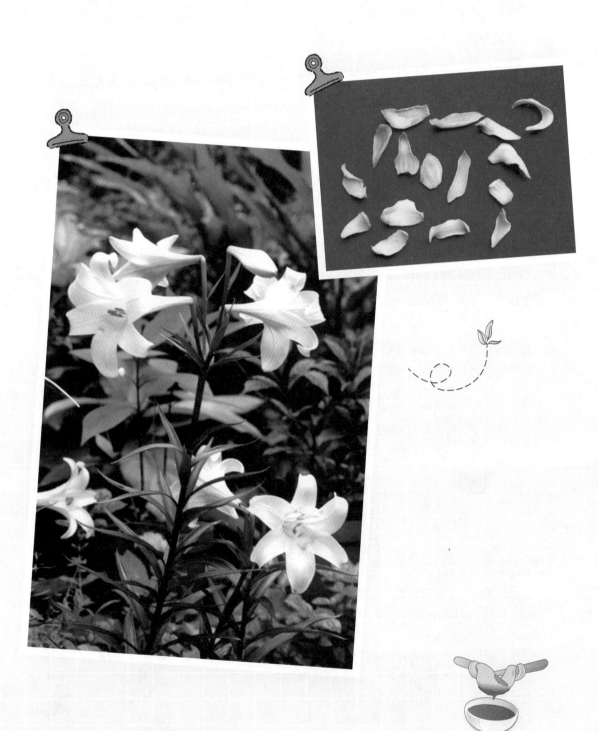

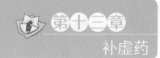

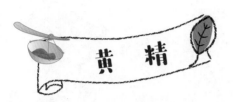

相传，古时南岳衡山脚下有位小姑娘，七岁那年父母都不幸因病去世了，孤身一人的她只能卖身给财主当婢女。小姑娘因营养不良长得黄毛精瘦，财主便叫她"黄精"。财主对她很不好，经常刁难她、打她，黄精百般无奈之下逃进了深山老林，靠吃林中的野草、树根、果子为生。一日，她在山谷中见到一株野草，叶如竹叶，两两相对，开着青白色的花，看起来很可爱的样子。黄精把这株野草拔了起来，发现这种野草的根大如拳头，黄似生姜，饥饿难忍的黄精一下子就啃了起来，几口下肚之后，黄精发现，这种野草根又香又甜，还特别能充饥。于是，接下来的日子里，黄精便专以此野草根为食度日。经过了一段时间，她竟觉得精神爽利，不仅体格健壮了，肤色也红润多了，再也不是当年的那个又黄又精瘦的"黄精"了。

此时山外正值荒年，逃荒之人很多，黄精姑娘心地善良，如果偶然遇见路过的饥饿之人，也会挖来这些草根给他们充饥，解救了不少人。大家为感恩姑娘，就将此药取名为"黄精"。

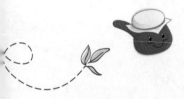

来源

黄精为百合科植物滇黄精 *Polygonatum kingianum* Coll. et Hemsl.、黄精 *Polygonatum sibiricum* Red. 或多花黄精 *Polygonatum cyrtonema* Hua 的干燥根茎。

药材性状

按形状不同，习称"大黄精""鸡头黄精""姜形黄精"，其中姜形黄精呈长条结节块状，长短不等，常数个块状结节相连。表面灰黄色或黄褐色，粗糙，结节上侧有突出的圆盘状茎痕，直径0.8~1.5厘米。

性味归经

甘，平。归脾、肺、肾经。

功能主治

补气养阴，健脾，润肺，益肾。用于脾胃气虚，体倦乏力，胃阴不足，口干食少，肺虚燥咳，劳嗽咳血，精血不足，腰膝酸软，须发早白，内热消渴。

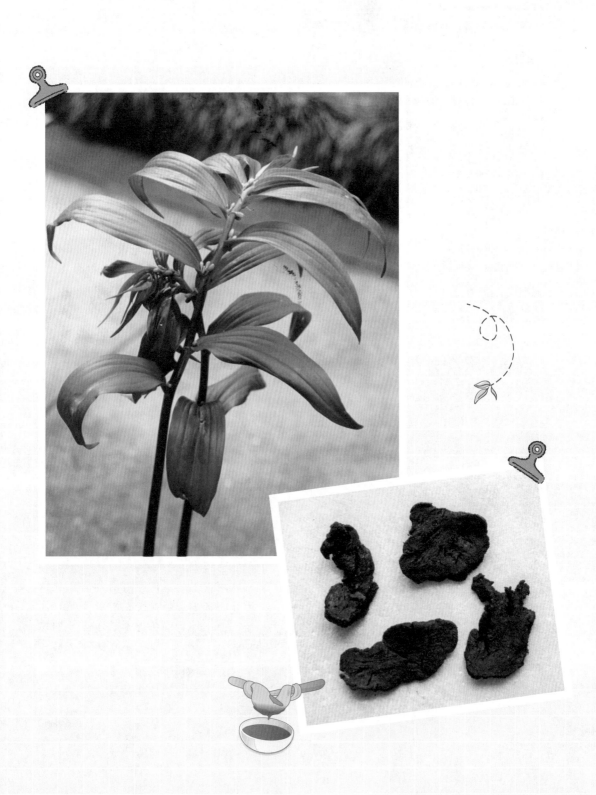

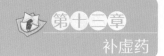

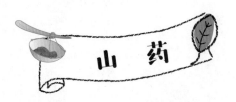

山 药

相传，春秋战国时期，国与国之间经常互相攻伐，有一年冬天，一个小国被大国入侵，小国的将士们虽然拼死抵抗，但终因实力不足而落败。在敌人的追赶下，他们逃入了深山。正巧天降大雪，敌人觉得山中峰高沟深，易守难攻，便封锁了出山的道路，想把小国的将士们困死在山中。由于粮食耗尽，将士们饥寒交迫，许多人已经奄奄一息，绝望之际，一名略通医药的士兵在山上找到了一种夏天开成串小花，藤蔓遍地生长的植物，此种植物地下长有肉质肥厚的根，说不定可以当食物呢。于是，大家尝试着把它挖出来充饥，煮熟以后果然可吃！一顿饱餐之后，将士们体力大增，士气大振，在将军的带领下如猛虎般突围并趁势打败了敌人，夺回了失地。后来，将士们为了感念这种植物，给它取了个名字叫作"山遇"，意思是绝望之时在山中遇到的食物。传着传着，就把它改成了"山蓣"，即山上的薯蓣的意思。后又因为它具有祛病健身的效果，可作药用，慢慢地就将这种植物改名为"山药"了。

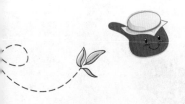

来源

山药为薯蓣科植物薯蓣 *Dioscorea opposita* Thunb. 的干燥根茎。

药材性状

根据制法差异可分为"毛山药""光山药"。毛山药略呈圆柱形，弯曲而稍扁，长15~30厘米，直径1.5~6厘米。表面黄白色或淡黄色，有纵沟、纵皱纹及须根痕，偶有浅棕色外皮残留。体重，质坚实，不易折断，断面白色，粉性。气微，味淡、微酸，嚼之发黏。光山药呈圆柱形，两端平齐，长9~18厘米，直径1.5~3厘米。表面光滑，白色或黄白色。

性味归经

甘，平。归脾、肺、肾经。

功能主治

补脾养胃，生津益肺，补肾涩精。用于脾虚食少，久泻不止，肺虚喘咳，肾虚遗精，带下，尿频，虚热消渴。

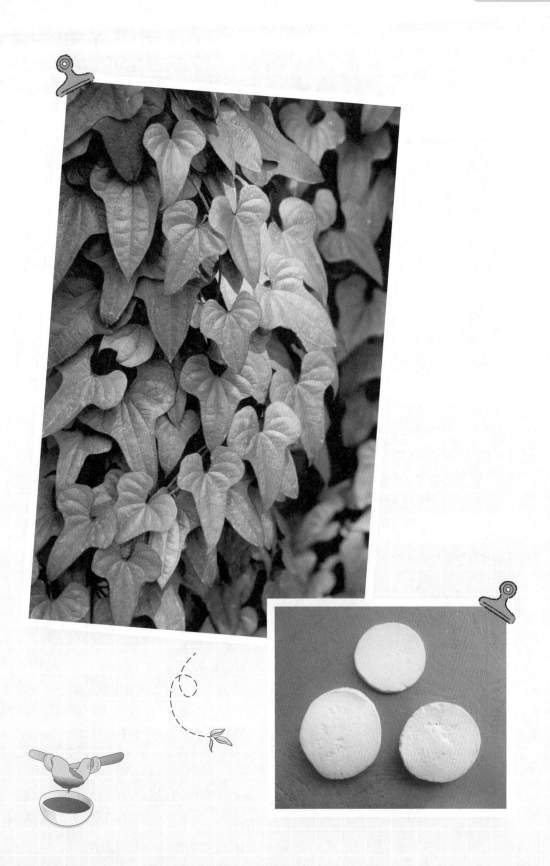

第十四章
收涩药

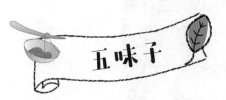

相传，古时云蒙山脚下有一个不知名的村庄，住着个青年叫苦娃，自幼父母双亡，靠给一个姓刁的财主放牛做杂活度日。几年下来，苦娃吃不饱腹、衣不保暖，长得骨瘦如柴，还落下了一身饥痨病。刁财主见苦娃的病越来越重，连走路都没有力气了，更不用说干活和放牛了，觉得再留着他也没有用，就狠心派人把他赶出了家门，将他扔在了很远树林子边的草地上。筋疲力尽、气息奄奄的苦娃昏睡了过去，这时一只喜鹊从远处飞来，衔着几粒种子，撒在了他身边的草地上。等苦娃一觉醒来，见周围已然长出了一株株小树，藤蔓相连，葱葱郁郁，一串串红里透黑散发着清香的果子挂满了枝条。苦娃正又饥又渴，见到果子自然喜出望外，赶紧摘了一串塞进了嘴里，只觉得甘、酸、辛、苦、咸五味俱全。他连吃了好多日，原有的饥渴无力感全然消失了，反而觉得整个人脱胎换骨了似的，精神焕发了起来，原有的旧疾居然都一并治好了。苦娃想明白了，全是这种果子的功劳啊！自此，穷人们不管患了什么病，都首先来找这种果子吃，还真的治好了不少的患者呢，真是神奇的果子。因这种果子具有五种味道，人们就将它取名为"五味子"。

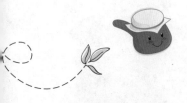

来源

五味子为木兰科植物五味子*Schisandra chinensis* (Turcz.) Baill.的干燥成熟果实。

药材性状

本品呈不规则球形或扁球形，直径5~8毫米。表面红色、紫红色或暗红色，皱缩，显油润，有的表面呈黑红色或出现"白霜"。果肉柔软，种子1~2，肾形，表面棕黄色，有光泽，种皮薄而脆。果肉气微，味酸；种子破碎后，有香气，味辛、微苦。

性味归经

酸、甘，温。归肺、心、肾经。

功能主治

收敛固涩，益气生津，补肾宁心。用于久咳虚喘，梦遗滑精，遗尿尿频，久泻不止，自汗盗汗，津伤口渴，内热消渴，心悸失眠。

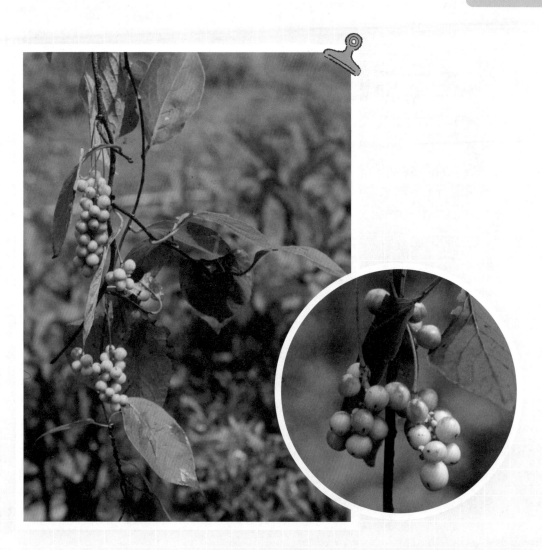

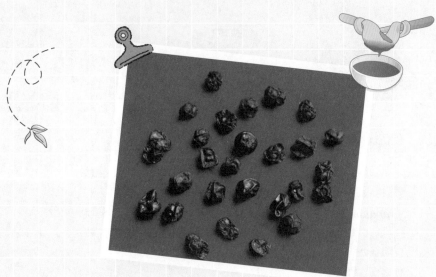

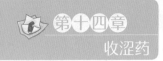

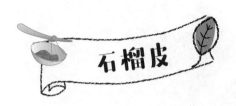

石榴皮

相传，汉武帝时，张骞奉旨出使西域，来到安石国，在其居住的舍馆前有一棵开着火红花朵的石榴树，张骞十分喜爱并经常为之浇水施肥。就在张骞将要回国的前一天晚上，忽见一个红衣绿裙的女子推门而入，来到他跟前，深施了一个礼说："听说张公明天就要回国了，奴愿随你回去中原。"张骞闻言大吃一惊，想到自己身在异国，又身为汉使，焉能惹此是非，于是就婉言谢绝了。第二日，张骞启程回国时，安石国要送他礼物，张骞什么都不要，就要了这棵石榴树。其后，张骞一行人在回程的路上不幸被匈奴人拦截，当逃出重围时什么都丢失了，包括了那棵石榴树。张骞历经千辛万苦回到长安，刚要进宫见皇帝的时候，忽听背后有一女子在喊："使者，叫我赶得好苦呀！"张骞回头一看，正是在安石国遇到的那位女子，便惊异地说道："你为何千里迢迢来追我？"女子垂泪道："路途被劫，奴不愿意离开，仍一路跟来，以求报答昔日的浇灌之恩。"说道跪伏地上，立刻就不见了，而在她下跪的地方一下就长出了一棵叶色青翠、花红似火的石榴树。汉武帝听张骞报告此事后大感惊奇，遂命人将这棵石榴树移植到了皇家花园。从此，石榴在华夏大地开花结果，繁衍生息。石榴不仅味道上佳，还可以入药呢。

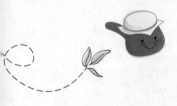

来源

石榴皮为石榴科植物石榴 *Punica granatum* L. 的干燥果皮。

药材性状

本品呈不规则的片状或瓢状，大小不一。厚1.5~3毫米。外表面红棕色、棕黄色或暗棕色，略有光泽，粗糙，有多数疣状突起。有的有突起的筒状宿萼及粗短果梗或果梗痕。内表面黄色或红棕色，有隆起呈网状的果蒂残痕。质硬而脆，断面黄色，略显颗粒状。气微，味苦涩。

性味归经

酸、涩，温。归大肠经。

功能主治

涩肠止泻，止血，驱虫。用于久泻，久痢，便血，脱肛，崩漏，带下，虫积腹痛。

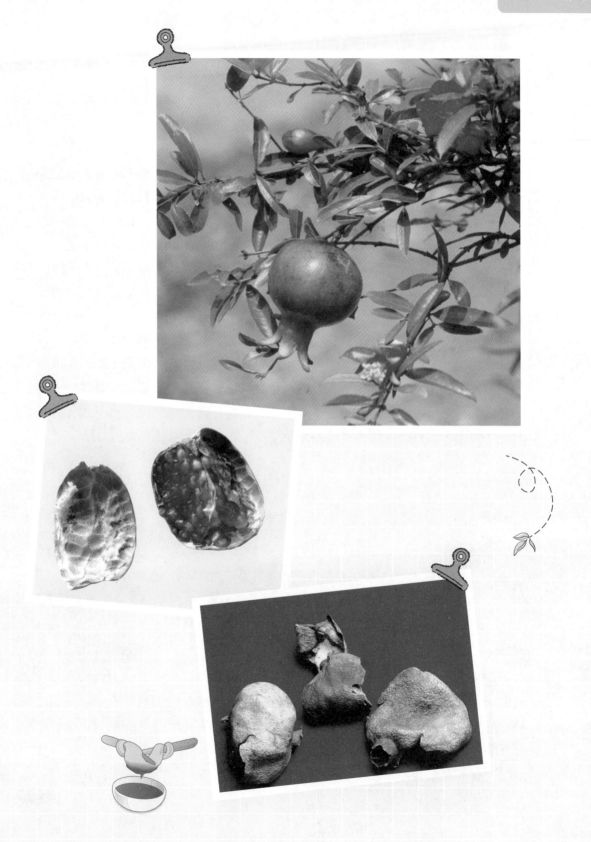

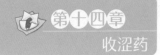
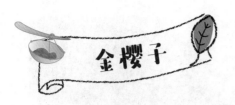
金樱子

传说，从前有兄弟三人，老大和老二都没有子女，只有老三生了一个儿子，所以一家三房都把老三的儿子当成宝贝。这个三房儿子长大后，兄弟三人都急着给三房儿子张罗媳妇，可谁也说不成这门亲事。原来，三房儿子从小有个尿床的毛病，兄弟三人商量了一阵，得先给三房儿子治好病才成，于是，他们四处求医问药，可一直没有奏效。有一日，村里来了一个背着葫芦卖药的走方老郎中，兄弟三人又燃起了希望，他们对老郎中说："我们守着这么一根独苗，要是成不了亲，我们这一家就绝了后啦！求老丈发发善心，指点一些医治的办法吧。"老郎中说："我孤单一人行医四方，知道没儿的苦处。好吧，我就成全你们一家吧！"说完，老郎中就从他那吊着一缕金黄色缨子的药葫芦里取出来一颗小果实，对他们说："这药可以治好你们儿子的病。"果然，吃了这种药，孩子的顽疾很快就治愈了。后来，为了纪念赠药又没有留下姓名的老郎中，兄弟三人就把这种药取名为"金缨子"并广为流传了下去。

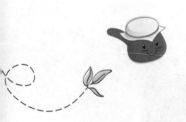

来源

金樱子为蔷薇科植物金樱子*Rosa laevigata* Michx. 的干燥成熟果实。

药材性状

本品为花托发育而成的假果，呈倒卵形，长2~3.5厘米，直径1~2厘米。表面红黄色或红棕色，有突起的棕色小点，系毛刺脱落后的残基。顶端有盘状花萼残基，中央有黄色柱基，下部渐尖。质硬。切开后，花托壁厚1~2毫米，内有多数坚硬的小瘦果，内壁及瘦果均有淡黄色绒毛。气微，味甘、微涩。

性味归经

酸、甘、涩，平。归肾、膀胱、大肠经。

功能主治

固精缩尿，固崩止带，涩肠止泻。用于遗精滑精，遗尿尿频，崩漏带下，久泻久痢。

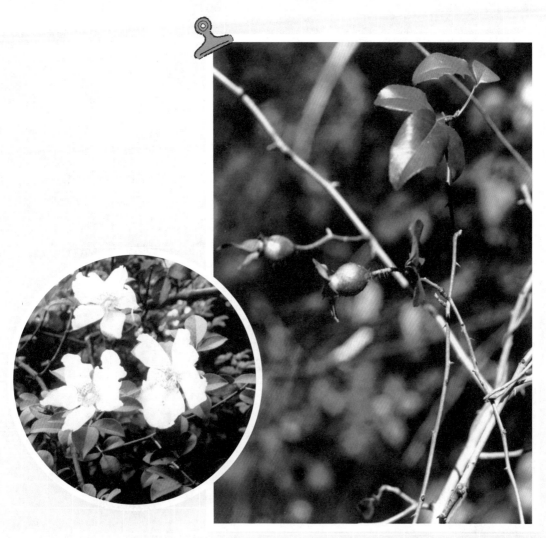

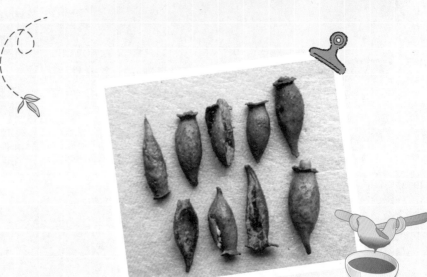

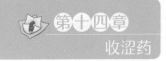

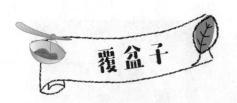

覆盆子

相传，元朝末年朱元璋与陈友谅共谋推翻元朝统治，其后，两人又互相争斗以求称霸天下。期间，朱元璋一度兵败并屯军于浙江临安的大明山千亩田，意图在此养精蓄锐，期盼来日反攻。春末夏初的一日，朱元璋率领将士们来到离千亩田不远的半夏村操练士兵，只见山坡上到处是鲜红的果子，朱元璋小时候放过牛，知道这个东西是可以吃的，于是就和将士们摘果以食。刚吃完果子倒是没有什么特别，出人意料的是，当晚将士们发现，起夜的士兵明显少了，没有几个人需要半夜爬起来小便的，而到了第二日一大早，睡了个好觉的士兵们起床后，小便如瀑倾泻，竟把一个个尿盆都给打翻了。消息传到朱元璋的耳里，"覆盆，覆盆！天助我也！"朱元璋南征北战几十年就是要推翻元朝，来个天翻地覆，于是便给这收水缩尿的鲜红的果子赐名为"覆盆子"。

药材性状

本品为聚合果，由多数小核果聚合而成，呈圆锥形或扁圆锥形，高0.6~1.3厘米，直径0.5~1.2厘米。表面黄绿色或淡棕色，顶端钝圆，基部中心凹入。宿萼棕褐色，下有果梗痕。小果易剥落，每个小果呈半月形，背面密被灰白色茸毛，两侧有明显的网纹，腹部有突起的棱线。体轻，质硬，气微，味微酸涩。

来源

覆盆子为蔷薇科植物华东覆盆子 *Rubus chingii* Hu 的干燥果实。

性味归经

甘、酸，温。归肝、肾、膀胱经。

功能主治

益肾固精缩尿，养肝明目。用于遗精滑精，遗尿尿频，阳痿早泄，目暗昏花。

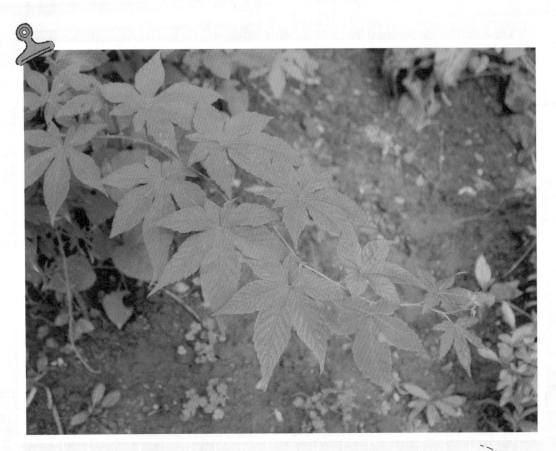

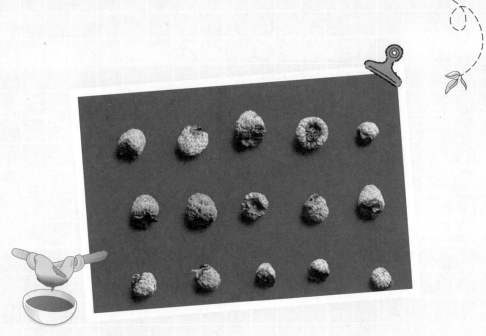